Gaushini R.
Vinay Kumar Bhardwaj
Shailee Fotedar

Probiótico: um papel promissor na saúde bucal

Gaushini R.
Vinay Kumar Bhardwaj
Shailee Fotedar

Probiótico: um papel promissor na saúde bucal

ScienciaScripts

Imprint

Any brand names and product names mentioned in this book are subject to trademark, brand or patent protection and are trademarks or registered trademarks of their respective holders. The use of brand names, product names, common names, trade names, product descriptions etc. even without a particular marking in this work is in no way to be construed to mean that such names may be regarded as unrestricted in respect of trademark and brand protection legislation and could thus be used by anyone.

Cover image: www.ingimage.com

This book is a translation from the original published under ISBN 978-620-8-01102-4.

Publisher:
Sciencia Scripts
is a trademark of
Dodo Books Indian Ocean Ltd. and OmniScriptum S.R.L publishing group

120 High Road, East Finchley, London, N2 9ED, United Kingdom
Str. Armeneasca 28/1, office 1, Chisinau MD-2012, Republic of Moldova, Europe
Printed at: see last page
ISBN: 978-620-8-06906-3

PROBIÓTICOS : UM PAPEL PROMISSOR NA SAÚDE ORAL

RECONHECIMENTO

Expresso a minha profunda gratidão à Divina Providência por me ter concedido a capacidade de revelar esta obra literária. O meu sincero apreço estende-se aos meus mentores, a começar pelo estimado **Dr. Vinay Kumar Bhardwaj,** *Professor e Diretor do Departamento de Medicina Dentária de Saúde Pública no H.P Govt. Dental College & Hospital em Shimla. A sua sábia orientação, apoio inabalável e supervisão meticulosa impulsionaram o avanço deste projeto, destacando o seu empenho sem paralelo apesar de um horário exigente. Agradeço também imensamente aos meus co-orientadores,* **a Dra. Shailee Fotedar**, *professora, e a* **Dra. Shelja Vashishth**, *professora assistente, ambos do Departamento de Odontologia de Saúde Pública. A sua dedicação altruísta de um tempo inestimável e a sua orientação perspicaz na navegação das complexidades deste projeto são louváveis. Os seus conselhos inestimáveis, o seu encorajamento inabalável e a sua assistência generosa foram companheiros constantes nesta jornada, desempenhando um papel crucial na facilitação do meu trabalho. Gostaria também de estender a minha gratidão a outros membros do pessoal do meu departamento,* **o Dr. Arun Singh Thakur** *e o* **Dr. Atul Sankhyan**.

Agradeço ao nosso estimado Diretor e Reitor, **Dr. Ashu Gupta**, *pelo seu considerável apoio e encorajamento. A minha gratidão ilimitada estende-se aos meus pais,* **Sr. Ramuvel D, Sra. Geetha V**, *e ao meu irmão,* **Sr. Gautam R**, *cujo apoio inabalável, bênçãos abundantes e orações sinceras foram fundamentais para me impulsionar para novos patamares. Um agradecimento especial à minha irmã e amiga,* **Dra. Aishwarya Ravichandran**, *por ter sido o meu maior apoio desde a licenciatura. À* **Dra. Ramya Selvam** *pelo seu valioso apoio emocional.*

Estendo os meus agradecimentos aos colegas mais antigos, **Dr. Deepak Gurung, Dr. Bhawna Sayare** *e* **Dr. Gauri Atwal**, *pelas suas recomendações inestimáveis, apoio e assistência constantes. Os meus sinceros agradecimentos ao* **Dr. Bhupender Sharma** *e à* **Dra. Aastha** *pela sua benevolente assistência e encorajamento. Uma menção especial vai para os amigos, incluindo* **a Sra. Rubini**

Niveditha, a Sra. Prathiba R, a Dra. Florence Priyanka, a Dra. Emily Priyanka, a Dra. Shamily, a Dra. Anbu Keerthana, o Dr. Manikandan D, o Dr. Nithya M, o Dr. Al. Nithya M, Dr. Alageshwaran Vignesh S, Dr. Vipineswary T, , Dr. Probin Kumar Viswas, Dr. Aayush Bararia, Dr. Pradesh Kumar, Sr. Dinesh o seu apoio inabalável e a sua oração sincera. Por último, a minha gratidão estende-se a todos os associados diretos e indirectos, cuja estimada cooperação facilitou o culminar do meu livro.

Índice

ABREVAÇÃO

SERIAL NUMBER	ABBREVATION	EXPLANATION
1.	WHO	World Health Organisation
2.	FDA	Food and Drug Administration
3.	FAO	Food and Agriculture Organization
4.	LGG	Lactobacillus rhamnosus GG where GG stands for Sherwood Gorbach and Barry Goldwin
5.	qPCR	Quantitative Polymerase Chain Reaction
6.	rRNA	Ribosomal ribonucleic acid
7.	FISH	Fluorescence In Situ Hybridization
8.	CD	Crohn's Disease
9.	UC	Ulcerative Colitis
10.	IBD	Inflammatory Bowel Disease
11.	GIT	Gastro-intestinal tract
12.	VPP	Tripeptide Valine-Proline-Proline
13.	IPP	Tripeptide Isoleucin-Proline-Proline
14.	ACE	Angiotensin-converting enzyme
15.	SARS-Cov-2	Severe Acute Respiratory Syndrome Coronavirus 2
16.	COVID-19	Coronavirus disease 2019
17.	SCFA	Short chain fatty acid

18.	HIV	Human Immunodeficiency Virus
19.	HDL	High Density Lipid
20.	L. reuteri ATCC 55730	ATCC - American Type Culture Collection
21.	LP	Lactobacillus pentosus
22.	LB	Lactobacillus brevis
23.	MS	Streptococcus mutans
24.	BC	Before Christ
25.	LAB	Lactic Acid Bacteria
26.	CMPA	Cow's Milk Protein Allergy
27.	CMP	Cow's Milk Protein
28.	LDLP	Low Density Lipoprotein
29.	CLA	Conjugated Linolenic Acid
30.	FDCA	Federal Food, Drug and Cosmetic Act
31.	DHA	Docosahexaenoic acid
32.	ARA	Arachidonic Acid
33.	IEC	Intestinal Epithelial Cell
34.	IL	Interleukin
35.	NK	Natural Killer Cells
36.	Th	T- helper cells
37.	IFN	Interferon

38.	TNF	Tumour Necrosis Factor
39.	TGF	Transforming Growth Factor
40.	DC	Dendritic Cell
41.	NO	Nitric Oxide
42.	TCR	Toll Like Receptor
43.	BB	Bifidobacterium
44.	CB	Carnobacterium Maltaromaticum
45.	Ig	Immunoglobulin
46.	LDL-C	Low Density Cholestrol
47.	PPAR γ	Peroxisome Proliferator Activator Receptor γ
48.	MAPK	Mitogen Activated Protein Kinase
49.	MUC	Transmembrane Glycoprotein Mucin
50.	TDI	Toluene 2,4 - diisocyanate
51.	H1R	Histamine 1 Receptor
52.	HDC	Hisitidine Decarboxylase
53.	SCORAD	Scoring Atopic Dermatitis Index
54.	BMI	Body Mass Index
55.	GLP 1	Glucagon Like Peptide 1
56.	PYY	Peptide YY
57.	FFA	Free Fatty Acid

58.	T2D	Type II Diabetes
59.	WHR	Waist – to – Hip Ratio
60.	DASH	Disabilities of Arm, Shoulder and Hand
61.	CRPS	Complex Regional Pain Syndrome
62.	OSV	Oxidative Stress Values
63.	CFU	Colony Forming Unit
64.	BAP Test	Bone Specific Alkaline Phosphate
65.	d –ROM Test	Diacron Reactive Oxygen Metabolite
66.	SCI	Spinal Cord Injury
67.	UTI	Urinary Tract Infection
68.	CKD	Chronic Kidney Disease
69.	FPG	Fasting Plasma Glucose
70.	LPS	Lipopolysaccharide
71.	PGE2	Prostaglandins
72.	MMPs	Matrix Metalloprotease
73.	FOS	Fructooligosaccharide
74.	NSPT	Non – Surgical Periodontal Therapy
75.	VSCs	Volatile Sulphur Compound
76.	scFV	Single Chain Variable Fragment

INTRODUÇÃO

Todos os dias, cada ser humano ingere um grande número de microrganismos vivos, predominantemente bactérias. Embora estes organismos estejam naturalmente presentes nos alimentos e na água, também podem ser deliberadamente adicionados durante o processamento de alimentos como salsichas, queijo, iogurte e produtos lácteos fermentados. A grande maioria das bactérias probióticas pertence aos géneros *Lactobacillus, Bifidobacterium, Propionibacterium* e *Streptococcus.*[1]O termo **"probiótico"**, que significa "para a vida", foi cunhado por **Lilley e Stillwell** (1965). Em 2001, a *Organização das Nações Unidas para a Alimentação e a Agricultura* e o Conselho *da Organização Mundial de Saúde* definiram os probióticos, que foram posteriormente refinados em 2014 **por Hill et al.** como **"microrganismos vivos que, quando administrados em quantidades adequadas, conferem um benefício para a saúde do hospedeiro".**[2]

Os probióticos são microrganismos vivos, viáveis, não digeríveis e não patogénicos que, quando administrados em quantidades adequadas, conferem benefícios para a saúde do hospedeiro. **Os prebióticos** foram identificados e designados pela primeira vez por *Gibson e Roberfroid* em 1995. Os prebióticos são nutrientes que alimentam as bactérias probióticas. São ingredientes alimentares não digeríveis que estimulam o crescimento e a atividade das bactérias benéficas residentes no organismo. Alguns exemplos de prebióticos são os **frutanos do tipo inulina, a maltodextrina, os fruto-oligossacáridos (comuns) e os galactossacáridos.** Este hidrato de carbono comum encontra-se em certos alimentos como a banana, o trigo, o mel, a cebola e o tomate. **O simbiótico** é uma combinação de probióticos e prebióticos que afecta beneficamente o hospedeiro, melhorando a sobrevivência e a implementação de suplementos alimentares microbianos vivos no trato gastrointestinal, estimulando seletivamente o crescimento e/ou activando o metabolismo de bactérias promotoras de saúde, melhorando assim o bem-estar do hospedeiro *(Gibson e Roberfroid, 1995)*. **Os alimentos funcionais** são aqueles que possuem todas as propriedades dos alimentos convencionais, como o valor de saciedade, o fornecimento de nutrientes e energia para manter a vida e apoiar o crescimento, com a capacidade adicional de promover a saúde e prevenir a ocorrência de doenças. Os probióticos e os prebióticos têm sido investigados quanto à sua atividade como alimentos funcionais. Uma vez que tanto os probióticos como os prebióticos demonstraram ter efeitos fisiológicos e imunitários proeminentes, podem ser classificados como alimentos funcionais:[3]

(a) estirpes que tenham um impacto benéfico,

(b) Não tóxicos, não alérgicos e não patogénicos,

(c) disponíveis em grande quantidade como células viáveis,

(d) Adequado ao ambiente do intestino,

(e) Armazenável e estável.

BENEFÍCIOS FISIOLÓGICOS DOS PREBIÓTICOS E PROBIÓTICOS :[2]

BENEFÍCIOS FISIOLÓGICOS DOS PROBIÓTICOS :

1. Melhora a digestão da lactose
2. Promove a resposta imunitária
3. Diminuição da mutagenicidade urinária e fecal
4. Evita a ativação metabólica de agentes mutagénicos e cancerígenos

PAPEL DOS PROBIÓTICOS NA REDUÇÃO DAS DOENÇAS :

1. Diarreia induzida pelo vírus da Rota
2. Cancro do cólon

BENEFÍCIOS FISIOLÓGICOS DOS PREBIÓTICOS :

1. Hipolipidemia
2. Hipocolestrolemia
3. Maior absorção de minerais
4. Promove a microflora intestinal

PAPEL DOS PREBIÓTICOS NA REDUÇÃO DAS DOENÇAS :

1. Alívio da obstipação
2. Suprime a diarreia
3. Previne a osteoporose
4. Previne a doença cardiovascular aterosclerótica
5. Previne a diabetes de tipo 2 e a obesidade

Embora os probióticos mais comummente utilizados sejam as bactérias, especialmente as **do ácido lático, os bolores** e **as leveduras** também podem ser probióticos. Os probióticos têm sido considerados benéficos para a saúde do microbiota intestinal e os estudos também confirmaram as suas associações positivas com muitas outras doenças crónicas. Embora o lactobacilo seja o probiótico mais comummente utilizado, existem muitos outros micróbios benéficos e a sua utilização depende da sua origem e das suas propriedades benéficas para a saúde.

Os probióticos têm o potencial não só de prevenir o ataque de agentes patogénicos orais, mas também de tratar várias doenças orais. A utilização de probióticos para combater doenças orais mediadas por biofilme, cáries dentárias e gengivite/periodontite tem sido estudada nos últimos 20 anos. Para serem eficazes na cavidade oral, os probióticos devem suportar as condições ambientais orais, aderir e colonizar as superfícies orais, inibir os agentes patogénicos orais e/ou atrasar a colonização por estirpes patogénicas.[4] Um exemplo de um efeito disbiótico na doença oral é o crescimento excessivo de microrganismos cariogénicos na cárie dentária. O entendimento atual é que este processo é impulsionado por uma mudança na homeostase do biofilme no sentido de uma menor diversidade. A mudança da homeostase para a disbiose é impulsionada pela produção de ácido a partir de açúcares que criam condições ambientais que favorecem espécies bacterianas tolerantes ao ácido, como o estreptococo de mutans (MS). O impacto dos açúcares livres da dieta no risco de cárie foi revisto e a ingestão de açúcar foi classificada como o fator de risco mais importante para a cárie dentária.[5]

As bactérias residem na boca em estado planctónico ou estão finamente integradas em biofilmes orais em várias superfícies orais. Os biofilmes orais estão a mudar dinamicamente e desenvolvem estruturas cada vez mais complexas à medida que amadurecem . Os probióticos ajudam a prevenir a inflamação da cavidade oral e a destruição dos tecidos orais pelos agentes patogénicos orais. Os probióticos precisam primeiro de aderir com sucesso às superfícies da cavidade oral para evitar ou reduzir a sua rápida exclusão da cavidade oral. A saliva é um meio complexo na boca que contém diferentes proteínas bactericidas, bacteriostáticas e inibitórias que, coletivamente, podem danificar uma variedade de espécies no estado planctónico. Os probióticos ingeridos são expostos pela primeira vez às proteínas salivares, como a lisozima, a lactoferrina, a histatina, a peroxidase salivar, as cistatinas e a IgA secretora, que afectam a adesão, a morfologia, a atividade metabólica e a viabilidade do microrganismo probiótico.[3]

 O objetivo desta dissertação da biblioteca é fornecer um breve conhecimento sobre a aplicação dos probióticos no campo médico e dentário. Este estudo também irá construir uma base sobre como os probióticos diminuem a ameaça da utilização excessiva de antibióticos e a prevalência de microrganismos resistentes a antibióticos. Uma vez que os probióticos têm sido analisados para o tratamento e a prevenção de várias doenças e perturbações do corpo humano, os resultados obtidos são muito encorajadores. Por conseguinte, os probióticos revelaram-se muito promissores para garantir a saúde e o bem-estar orais.

REVISÃO DA LITERATURA

Näse L *et. al*,[6] **(2001)**, no seu estudo, examinaram se o leite contendo *Lactobacillus* GG tem um efeito sobre as cáries e o risco de cáries em crianças, quando comparado com o leite normal. Foram incluídas 594 crianças, com idades compreendidas entre 1 e 6 anos, de 18 centros de dia municipais. As crianças receberam o leite com as refeições em recipientes codificados, 5 dias por semana, nas creches, durante 7 meses. A saúde oral das crianças foi registada no início e no final, utilizando os critérios da OMS. O risco de cárie foi calculado com base em dados clínicos e microbiológicos, incluindo os níveis de estreptococos mutans da placa dentária e da saliva. Os resultados mostraram menos cáries dentárias no grupo *Lactobacillus* GG e contagens mais baixas de estreptococos mutans no final do estudo. Assim, o leite contendo a bactéria probiótica *Lactobacillus* GG pode ter efeitos benéficos na saúde dentária das crianças.

Hatakka K *et. al*,[7]**(2001)**, no seu estudo, tinham como objetivo analisar se o consumo a longo prazo de um leite probiótico poderia reduzir as infecções gastrointestinais e respiratórias em crianças de centros de dia. Tratou-se de um estudo aleatório, duplamente cego, controlado por placebo, com a duração de sete meses. A amostra do estudo foi constituída por 571 crianças saudáveis com 16 anos de idade. Foi-lhes dado leite com ou sem *Lactobacillus* GG. O consumo médio diário de leite em ambos os grupos foi de 260 ml. As crianças do grupo *do Lactobacillus* tiveram menos dias de ausência da creche devido a doença. *O Lactobacillus* GG pode reduzir as infecções respiratórias e a sua gravidade nas crianças que frequentam a creche. Os efeitos do probiótico *Lactobacillus* GG foram modestos, mas consistentemente na mesma direção.

Ahola AJ *et. al*,[8]**(2002)**, no seu estudo, examinaram se o consumo a curto prazo de queijo contendo *Lactobacillus* GG e *Lactobacillus rhamnosus* LC 705 diminuiria as contagens microbianas salivares associadas às cáries em jovens adultos. Foram selecionados 74 indivíduos com idades compreendidas entre os 18 e os 35 anos. Este foi um estudo duplamente cego, aleatório e controlado por placebo. Durante a intervenção de 3 semanas, os indivíduos comeram 5 × 15 g de queijo por dia. Foram efectuados exames orais antes e depois do estudo. As taxas de secreção salivar estimulada, a capacidade tampão e as contagens de *Streptococcus mutans*, leveduras e lactobacilos salivares foram avaliadas antes e depois da intervenção e após um período de 3 semanas de pós-tratamento. Os resultados não revelaram qualquer diferença estatisticamente significativa entre os grupos na contagem de *Streptococcus mutans* após a intervenção, mas durante o período pós-tratamento houve uma redução significativamente maior destas contagens no grupo de intervenção em comparação com o grupo de controlo. No entanto, a contagem de *Streptococcus mutans* diminuiu em 20% e a contagem de leveduras em 27% de todos os indivíduos, independentemente do grupo de intervenção.

Comelli EM *et. al.*,[9](2002) no seu estudo selecionaram estirpes bacterianas com propriedades potenciais como probióticos orais, nomeadamente para a prevenção da cárie dentária. Examinaram 23 microrganismos lácteos, dos quais identificámos duas estirpes de Streptococcus thermophilus e duas de Lactococcus lactis que foram capazes de aderir a pérolas de hidroxiapatite revestidas com saliva na mesma medida que Streptococcus sobrinus OMZ176. Duas delas, Strep. Thermophilus NCC1561 e Lactoc. lactis ssp. Lactis NCC2211, foram incorporados com sucesso num biofilme que imita a placa dentária. Neste sistema, o Lactoc. lactis NCC2211 foi capaz de modular o crescimento das bactérias orais e, em particular, de diminuir a colonização de Streptococcus oralis OMZ607, Veillonella dispar OMZ493, Actinomyces naeslundii OMZ745 e do Strep. sobrinus OMZ176 cariogénico. Estes resultados encorajam a continuação da investigação com estirpes bacterianas não patogénicas selecionadas de produtos lácteos com o objetivo de diminuir o potencial cariogénico da placa dentária.

Byun R *et. al*,[10] **(2004)**, no seu estudo, definiram com maior precisão a diversidade de lactobacilos encontrada neste ambiente e quantificaram as principais espécies e filotipos relativamente à carga total de lactobacilos através de PCR em tempo real. A fonte de material para análise foi a recolha de dentina cariada de 65 dentes extraídos. Os resultados revelaram uma apresentação complexa e diversificada dos lactobacilos na frente de avanço das lesões cariosas dentárias. Também foi evidente que as interações sinérgicas e antagónicas determinariam o perfil final de *Lactobacillus* spp. e os filotipos nestas lesões.

Montalto M et. al.,[11] **(2004)**, no seu estudo, avaliaram se a administração oral de lactobacilos poderia alterar a contagem salivar destas bactérias em comparação com o placebo. Os lactobacilos foram administrados em forma líquida e em cápsulas para determinar o papel do contacto direto com a cavidade oral. Trinta e cinco voluntários saudáveis foram divididos aleatoriamente em três grupos para receberem lactobacilos e/ou placebo durante 45 dias: o grupo A (n = 14) recebeu probióticos em cápsulas e placebo sob a forma líquida; o grupo B (n = 16) tomou probióticos líquidos e placebo em cápsulas, e o grupo C (n = 5) usou placebo tanto sob a forma líquida como sob a forma de cápsulas. As populações de *Streptococcus mutans* serviram de controlo. As contagens salivares de lactobacilos e de *S. mutans* foram medidas de forma semi-quantitativa utilizando o kit de bactérias CRT®. Em comparação com o placebo, a administração oral de probióticos, tanto em cápsulas como na forma líquida, aumenta significativamente as contagens salivares de lactobacilos. As populações de *S. mutans* não foram significativamente modificadas.

Nikawa H et. al,[12] **(2004)**, no seu estudo, avaliaram o efeito do *Lactobacillus reuteri* contra um dos principais organismos cariogénicos, o Streptococcus mutans. Os iogurtes contendo L. reuteri mostraram um efeito inibidor significativo do crescimento contra S. mutans, enquanto os iogurtes com outros lactobacilos que não L. reuteri não mostraram tal inibição. Foi um ensaio duplamente cego, controlado por placebo, que demonstrou que o consumo de iogurte com L. reuteri reduziu significativamente o transporte oral de estreptococos mutans, em comparação com o iogurte placebo. Os resultados sugerem que o leite bovino fermentado por L. reuteri pode ajudar a diminuir o risco de cáries dentárias e que este organismo pode ser um probiótico útil para os produtos lácteos.

Hatakka K et. al,[13] **(2007)**, no seu estudo, tentaram descobrir que o queijo que contém bactérias probióticas pode reduzir a prevalência de *Candida* oral. Durante este estudo de 16 semanas, aleatório, em dupla ocultação e controlado por placebo, 276 idosos consumiram diariamente 50 g de queijo probiótico (n = 136) ou de queijo de controlo (n = 140). A medida de resultado primário foi a prevalência de uma contagem elevada de leveduras salivares (> 104 ufc/mL) analisada pelo método Dentocult. A prevalência diminuiu no grupo dos probióticos de 30% para 21% (redução de 32%), e aumentou no grupo de controlo de 28% para 34%. A intervenção probiótica reduziu o risco de contagem elevada de leveduras em 75% e o risco de hipossalivação em 56%.Assim, as bactérias probióticas podem ser eficazes no controlo da *Candida* oral e da hipossalivação nos idosos.

Petti S et. al,[14] **(2008)**, no seu estudo, investigaram as diferenças na suscetibilidade ao iogurte entre várias estirpes de estreptococos viridans. Foram testadas duas estirpes de cada uma das seguintes espécies de Streptococcus: mutans, sobrinus, gordonii, oralis, parasanguinis e sanguinis. 1 ml [10^8 unidades formadoras de colónias (ufc)] de cada estirpe foi incubado (37 graus Celsius, 60 min) com 9 ml de iogurte natural sem gordura contendo Streptococcus thermophilus e Lactobacillus bulgaricus (10^8 e 10^7 ufc/g, respetivamente) em tubos suavemente agitados. As taxas de sobrevivência foram calculadas a cada 15 minutos dividindo o número de células viáveis As taxas de sobrevivência foram de 8% (S. mutans 6519T), 12% (S. mutans 31738), 35% (S. oralis 25671) e >50% (todas as outras espécies testadas) após 15 minutos, e 0,01% (S. mutans) e >10% (todas as outras espécies testadas) após 30 minutos. Em geral, S. parasanguinis e S. sobrinus foram as espécies mais resistentes. In vitro, o iogurte com bactérias vivas mostrou uma atividade anti-mutans selectiva, sugerindo que a diminuição global dos estreptococos mutans.

Zahradnik RT *et. al,*[15] **(2009)**, no seu estudo, avaliaram a segurança e testaram a capacidade de um elixir bucal probiótico, ProBiora3, para afetar os níveis de Streptococcus mutans e determinados agentes patogénicos periodontais conhecidos na boca, quando administrado duas vezes por dia durante um período de 4 semanas. O elixir bucal continha três estirpes específicas de bactérias orais naturais e foi testado em dois níveis de dose: 10^6 e 10^8 unidades formadoras de colónias de Strep. oralis estirpe KJ3sm, Strep. uberis estirpe KJ2sm e a variante espontânea deficiente em ácido lático de Strep. rattus, estirpe JH145. Os resultados sugerem que o produto probiótico para elixir bucal pode ser seguro para utilização diária como auxiliar na manutenção da saúde dentária e periodontal.

Pham LC *et. al,*[16] **(2009)**, no seu estudo, avaliaram a capacidade do probiótico intestinal Lactobacillus salivarius W24 para se incorporar e afetar a estabilidade da composição e a cariogenicidade das comunidades microbianas orais. As placas de microtitulação com discos de hidroxiapatite foram incubadas com W24 ("+W24") ou sem W24 ("- W24") e saliva de quatro indivíduos em meio simples ("- sacarose") ou suplementado com sacarose ("+sacarose"). Os biofilmes foram submetidos a uma caraterização da comunidade por eletroforese em gel de gradiente desnaturante (DGGE) com base no gene 16S rRNA após 72 horas de crescimento. Foram calculadas a diversidade (índice de Shannon-Weaver) e as semelhanças (correlação de Pearson) entre as comunidades de biofilmes. O resultado não foi capaz de formar um biofilme monoespecífico, L. salivarius W24 estabeleceu-se na comunidade oral se inoculado simultaneamente com o microcosmo. Na presença de sacarose e de pH baixo, o W24 baixou ainda mais o pH e alterou os perfis da comunidade destes microcosmos. O rastreio dos probióticos quanto aos seus efeitos nas comunidades microbianas orais permite selecionar estirpes sem potencial para causar riscos para a saúde oral.

Cildir SK et. al,[17]**(2009)**, no seu estudo, examinaram se o consumo a curto prazo de iogurte de fruta contendo bifidobactérias probióticas afectaria os níveis de estreptococos mutans e lactobacilos salivares em pacientes com aparelhos ortodônticos fixos. Foi realizado um estudo cruzado, aleatório e em dupla ocultação, em que 24 adolescentes saudáveis (12 - 16 anos) submetidos a tratamento ortodôntico foram seguidos durante quatro períodos. Durante os períodos 2 e 4 (2 semanas cada), os indivíduos ingeriram 200 g de iogurte de fruta contendo *Bifidobacterium animalis* subsp. *lactis* DN-173010 $(2 \times 10^8$ unidades formadoras de colónias/g) uma vez por dia ou um iogurte de controlo sem bactérias viáveis. Os períodos 1 e 3 foram períodos de rodagem e de eliminação de 1 e 6 semanas, respetivamente. Assim, o consumo diário e de curta duração de iogurte de frutas contendo *Bifidobacterium animalis* subsp. *lactis* DN-173010 pode reduzir os níveis de estreptococos mutans na saliva durante o tratamento ortodôntico com aparelhos fixos.

Teanpaisan R et. al,[18]**(2011)**, no seu estudo, determinaram o efeito inibitório de Lactobacillus orais contra agentes patogénicos orais putativos. Um total de 357 estirpes compreendendo 10 espécies de Lactobacillus orais, Lactobacillus fermentum (195), Lactobacillus salivarius (53), Lactobacillus casei (20), Lactobacillus gasseri (18), Lactobacillus rhamnosus (14), Lactobacillus paracasei (12), Lactobacillus mucosae (12), Lactobacillus oris (12), Lactobacillus plantarum (11) e Lactobacillus vaginalis (10) foram utilizadas como estirpes produtoras. Foi avaliado o efeito inibitório contra um painel de indicadores, agentes patogénicos relacionados com a periodontite e a cárie. Os resultados mostraram que os Lactobacillus SD1-SD6 orais apresentaram um forte efeito inibidor contra Strep. mutans e Streptococcus sobrinus, bem como contra os agentes patogénicos periodontais Gram-negativos Porphyromonas gingivalis e Aggregatibacter actinomycetemcomitans. Assim, os Lactobacillus podem ser benéficos como probióticos para a prevenção de doenças orais.

Tejero-Sariñena S *et.* *al,*[19] **(2012)**, no seu estudo, investigaram as propriedades antimicrobianas de quinze estirpes selecionadas pertencentes aos géneros Lactobacillus, Bifidobacterium, Lactococcus, Streptococcus e Bacillus contra bactérias patogénicas Gram-positivas e Gram-negativas. A atividade antibacteriana in vitro foi inicialmente investigada através de um método de ágar. Estes resultados foram também confirmados quando os sobrenadantes de cultura sem células (CFCS) dos probióticos putativos foram utilizados num ensaio de difusão em poço de ágar. Estas experiências permitem confirmar a capacidade dos potenciais probióticos para inibir agentes patogénicos selecionados. A avaliação da atividade hemolítica e a suscetibilidade das estirpes aos antimicrobianos mais utilizados, considerados como aspectos básicos de segurança, também foram estudados. Observaram que a atividade antimicrobiana era principalmente específica do género, tendo sido também observadas diferenças significativas entre as espécies.

Burton JP *et. al.,*[20] **(2013)**, no seu estudo, avaliaram que a estirpe probiótica M18 de Streptococcus salivarius oferece o potencial de conferir benefícios para a saúde oral, uma vez que produz bacteriocinas que têm como alvo a importante espécie cariogénica Streptococcus mutans, bem como as enzimas dextranase e urease, que poderiam ajudar a reduzir a acumulação de placa dentária e a acidificação, respetivamente. Num estudo aleatório, em dupla ocultação e controlado por placebo, realizado em 100 crianças com cáries dentárias, o tratamento com M18 foi administrado durante 3 meses e os participantes foram avaliados quanto a alterações na pontuação da placa bacteriana e na saúde gengival e dos tecidos moles, bem como nos níveis salivares de S. salivarius, S. mutans, lactobacilos, estreptococos b-hemolíticos e espécies de Candida. No final do tratamento, as pontuações da placa bacteriana foram significativamente (P50,05) mais baixas nas crianças do grupo tratado com M18, especialmente nos indivíduos com pontuações iniciais elevadas da placa bacteriana. A ausência de quaisquer eventos adversos significativos apoiou a segurança do tratamento probiótico. Concluiu-se que o S. salivarius M18 pode proporcionar benefícios para a saúde oral quando tomado regularmente.

Romani Vestman N et. al.,[21] **(2013)**, no seu estudo, avaliaram se a persistência de *Lactobacillus reuteri* DSM 17938 e ATCC PTA 5289 na saliva poderia atrasar o recrescimento de estreptococos mutans (MS) após uma desinfeção total da boca com clorexidina (CHX). Tratou-se de um estudo aleatório, duplamente cego, controlado por placebo, com um período de intervenção de 6 semanas e um acompanhamento de 3 e 6 meses. 62 indivíduos saudáveis com uma contagem moderada a elevada de EM foram distribuídos aleatoriamente por um grupo de teste (n = 32) ou por um grupo placebo (n = 30). O grupo de teste utilizou pastilhas probióticas (2/dia) contendo *L. reuteri* (DSM 17938 e ATCC PTA 5289; 1 × 10^8 CFU de cada estirpe) e o grupo placebo utilizou pastilhas idênticas sem os lactobacilos. O recrescimento da esclerose múltipla diferiu de forma estatisticamente significativa consoante a presença ou ausência de *L. reuteri* DSM 17938 detectada por PCR. Concluímos que as estirpes de *L. reuteri* cultiváveis só esporadicamente podem ser confirmadas após o fim da intervenção, mas os indivíduos com *L. reuteri* detectado por PCR demonstraram um recrescimento mais lento da EM.

Hedayati-Hajikand T,et. al.,[22] **(2015)** no seu estudo selecionaram 138 crianças saudáveis de 2-3 anos de idade. Foram selecionadas aleatoriamente para um grupo de teste ou um grupo placebo. Os pais do grupo de teste foram instruídos a dar aos seus filhos um comprimido para mastigar por dia contendo três estirpes de bactérias probióticas vivas (ProBiora3®) e o grupo placebo recebeu comprimidos idênticos sem bactérias. A duração foi de um ano e a prevalência e o aumento das lesões de cárie iniciais e manifestas foram examinados na linha de base e no seguimento. O resultado foi que o aumento da cárie foi significativamente menor no grupo de teste quando comparado com o grupo placebo.

Kour S et. al.,[23] **(2015)**, no seu artigo, discutiram o papel dos probióticos na ortodontia e a sua implementação no futuro como agente terapêutico e profilático. As lesões de manchas brancas são causadas por *streptococcus mutans* e são as cicatrizes comuns encontradas durante e após o tratamento ortodôntico. Estudos têm documentado que a administração de probióticos ajuda a reduzir o nível de S. mutans e o risco de cárie dentária e também a inflamação das gengivas. Vários estudos também provaram a sua eficácia no combate às lesões de manchas brancas através da redução dos níveis de Streptococcus mutans. Por conseguinte, é necessária mais investigação antes de poder ser utilizada como suplemento alimentar regular destas estirpes benéficas como medida profiláctica.

Rodríguez G et. al.,[24] **(2016)** em seu estudo teve **como** objetivo comparar o leite suplementado com lactobacilos probióticos com leite padrão para o incremento de cáries em crianças pré-escolares após 10 meses de intervenção. O estudo foi um ensaio randomizado, triplo-cego, controlado por placebo. Os participantes eram crianças com idades entre os 2 e os 3 anos ($n = 261$) que frequentavam 16 infantários numa região metropolitana do Chile. Os infantários foram distribuídos aleatoriamente por 2 grupos paralelos: as crianças do grupo de intervenção receberam 150 ml de leite suplementado com *Lactobacillus rhamnosus* SP1 (107 CFU/mL), enquanto as crianças do grupo de controlo receberam leite normal. As intervenções tiveram lugar nos dias úteis durante 10 meses, tendo sido avaliadas através do Sistema Internacional de Deteção e Avaliação da Cárie (ICDAS). A percentagem de novos indivíduos que desenvolveram lesões cavitadas (ICDAS 5-6) no grupo de controlo (24,3%) foi significativamente mais elevada do que no grupo probiótico (9,7%). Assim, a ingestão regular a longo prazo de leite suplementado com probióticos pode reduzir o desenvolvimento de cáries em crianças pré-escolares com cáries altas.

Kojima Y et. al,[25] **(2016)**, no seu estudo, tentaram desenvolver novos simbióticos contra agentes patogénicos orais. O rastreio de probióticos foi realizado através de testes de assimilação de açúcar utilizando 12 sacarídeos. Foram realizados ensaios padrão in vitro contra agentes patogénicos orais, tais como Candida albicans, Streptococcus mutans e Porphyromonas gingivalis. Foram efectuados ensaios de inibição do crescimento e de formação de biofilme para C. albicans utilizando lactobacilos em co-cultura ou com o sobrenadante da cultura (-CS). Os resultados mostraram que a arabinose, a xilose e o xilitol são os sacarídeos com forte potencial para serem utilizados como prebióticos e que cinco estirpes de lactobacilos isoladas da cavidade oral têm potencial para serem utilizadas como probióticos. Estas estirpes inibiram o crescimento de C. albicans e P. gingivalis e tiveram um efeito inibidor na produção de glucano insolúvel por S. mutans.

Song YG et. al.,[26] **(2017)** o objetivo deste estudo foi investigar a atividade antifúngica de vários probióticos contra C. albicans e os efeitos inibitórios dos probióticos no biofilme de Candida na superfície da prótese dentária. os meios de cultura gastos de vários probióticos foram investigados quanto à eficácia antifúngica contra C. albicans. O biofilme de Candida formou-se numa resina de base de dentadura e foi depois tratado com Lactobacillus rhamnosus e Lactobacillus casei. Os biofilmes de L. rhamnosus e L. casei foram formados e tratados sequencialmente com C. albicans. As unidades formadoras de colónias de C. albicans na superfície da prótese foram contadas depois de espalhadas numa placa de ágar. A resina da base da prótese foi tratada com os meios de cultura usados durante 30 dias, após o que a rugosidade da superfície da prótese foi analisada com um microscópio de força atómica. L. rhamnosus e L. casei exibiram uma atividade antifúngica mais forte do que outros probióticos. O meio de cultura gasto de L. rhamnosus e L. casei exibiu a atividade antifúngica contra blastoconídios e biofilme de C. albicans. L. rhamnosus e L. casei mostraram a atividade antifúngica contra o biofilme de Candida, e o biofilme de L. rhamnosus e L. casei inibiu a formação de biofilme de Candida na superfície da prótese. Assim, o L. rhamnosus e o L. casei podem ser os probióticos ideais para a prevenção e o tratamento da estomatite relacionada com a dentadura.

Rungsri P et. al.,[27] **(2017)** o objetivo do seu estudo foi avaliar se o consumo a curto prazo de leite fermentado contendo *Lactobacillus rhamnosus* SD11 afectava os níveis de microbiota oral in vivo e se *L. rhamnosus* SD11 podia colonizar a boca humana, tendo também monitorizado os potenciais efeitos secundários do probiótico. Foi avaliada a aplicabilidade da utilização de *L. rhamnosus* SD11 em comparação com *Lactobacillus bulgaricus* como cultura de arranque para leite fermentado. Após consentimento informado, 43 jovens adultos saudáveis foram recrutados e aleatoriamente designados para o grupo probiótico ou de controlo e receberam leite fermentado contendo *L. rhamnosus* SD11 ou *L. bulgaricus*, respetivamente, uma vez por dia durante 4 semanas. Os números de estreptococos mutans, lactobacilos e bactérias totais na saliva foram contados no início e depois de 4 e 8 semanas. Foi efectuado um exame oral no início e após 8 semanas. A persistência de *L. rhamnosus* SD11 foi investigada por impressão digital de ADN utilizando primer-PCR arbitrário. Os resultados demonstraram que foram observadas reduções estatisticamente significativas nos estreptococos mutans e nas bactérias totais no grupo probiótico em comparação com o grupo de controlo, e o número de lactobacilos aumentou significativamente em ambos os grupos após receberem leites fermentados. *O Lactobacillus rhamnosus* SD11 pôde ser detectado (em >80% dos indivíduos) até 4 semanas após a interrupção da dose entre os indivíduos do grupo probiótico. Não foram registados efeitos secundários. Assim, *o L. rhamnosus* SD11 pode ser utilizado como cultura de arranque para leite fermentado. O consumo diário de leite fermentado contendo *L. rhamnosus* SD11 durante 4 semanas pode ter efeitos benéficos na saúde oral através da redução dos níveis salivares de estreptococos mutans.

Duarte C *et. al.*,[28] **(2018)** no seu estudo tem como objetivo comparar o efeito do colutório probiótico em relação à clorexidina, uma vez que esta é considerada o auxiliar químico mais eficaz no tratamento da doença periodontal. Quinze pacientes com gengivite moderada a grave que frequentavam as Clínicas Dentárias da Faculdade de Ciências Dentárias da RAK foram incluídos neste estudo. Os 15 pacientes foram divididos aleatoriamente em três grupos de 5 pacientes cada. O grupo de controlo negativo foi submetido apenas a tratamento periodontal mecânico e educação para a manutenção da saúde oral. O grupo de controlo positivo, grupo da clorexidina, incluiu tratamento adjuvante com um elixir bucal de clorexidina. O grupo experimental, grupo probiótico, incluiu o tratamento adjuvante com um elixir bucal probiótico. As observações registadas no grupo de controlo confirmam que a remoção mecânica da placa bacteriana e os hábitos de higiene oral adequados são eficazes no tratamento da gengivite e na melhoria da inflamação gengival, da acumulação de placa bacteriana e da cicatrização do tecido subgengival. A utilização de colutórios como auxiliares do tratamento mecânico pode aumentar a velocidade e o grau de recuperação, tal como sugerido pelas observações dos grupos da clorexidina e dos probióticos. Os probióticos demonstraram melhores resultados de tratamento quando comparados com o tratamento mecânico isolado e foram comparáveis aos da clorexidina.

Alanzi A *et. al.*, [29] **(2018)**, no seu estudo, determinaram o efeito de uma combinação probiótica de *Lactobacillus rhamnosus* GG (LGG) e *Bifidobacterium lactis* BB-12 na saúde gengival, na acumulação de placa dentária e no transporte oral de quatro agentes patogénicos periodontais putativos em adolescentes saudáveis. 108 estudantes, com idades compreendidas entre os 13 e os 15 anos, participaram neste estudo. Foram divididos em dois grupos: probióticos (n=54) e placebo (n=54). Ambos os grupos receberam duas pastilhas com probióticos ou placebo duas vezes por dia durante um período de quatro semanas. O Índice de Placa (IP) e o Índice Gengival (IG) foram registados no início e após quatro semanas. Foi observada uma redução estatisticamente significativa do IG no grupo dos probióticos em comparação com o grupo do placebo. Verificou-se uma redução do IP em ambos os grupos, não tendo sido observada qualquer diferença entre os grupos após a intervenção. As pastilhas probióticas reduziram significativamente os níveis de *A. actinomycetemcomitans* e *F. nucleatum* na saliva e na placa bacteriana e os níveis de *P. gingivalis* na placa bacteriana, enquanto que no grupo de controlo não se verificaram alterações significativas. Também foi observada uma redução significativa na contagem total de bactérias salivares do grupo de teste. O consumo diário a curto prazo de pastilhas probióticas LGG e BB-12 melhorou a saúde gengival dos adolescentes e diminuiu as contagens microbianas de *A. actinomycetemcomitans* e *P. gingivalis.* Assim, os suplementos probióticos podem servir como um simples complemento aos cuidados orais padrão para promover a saúde oral nos adolescentes.

Alp S et. al.,[30] **(2018)** no seu estudo teve como objetivo determinar o efeito do consumo regular de probióticos na colonização microbiana da saliva em pacientes ortodônticos e avaliar comparativamente a diferença entre o consumo sistémico de produtos probióticos e a aplicação local. Este estudo incluiu 3 grupos com 15 pacientes ortodônticos em cada um. O grupo de controlo incluiu pacientes que não receberam tratamento probiótico, os indivíduos do grupo kefir consumiram 23100 ml de kefir (Atat€urk Orman Ciftligi, Ankara, Turquia) por dia, e os indivíduos do grupo pasta de dentes escovaram os dentes com pasta de dentes com conteúdo probiótico (pasta de dentes GD; Dental Asia Manufacturing, Shah Alam, Selangor, Malásia) duas vezes por dia. As amostras foram recolhidas em 3 momentos: no início do estudo, 3 semanas depois e 6 semanas depois. A taxa de fluxo salivar, a capacidade tampão e os níveis de Streptococcus mutans e Lactobacillus na saliva foram avaliados. Foram utilizados kits de cadeira para determinar os níveis de S mutans e Lactobacillus. O uso regular de probióticos durante o tratamento ortodôntico fixo reduz os níveis de S mutans e Lactobacillus na saliva.

Zare Javid A et. al.,[31] **(2018)** o seu estudo teve como objetivo investigar o efeito do consumo de iogurte probiótico contendo *Bifidobacterium lactis Bb12* sobre *Streptococcus mutans* e lactobacilos salivares em estudantes com estágios iniciais de cárie dentária. Neste ensaio clínico duplamente cego, aleatório e controlado por placebo, 66 estudantes (18-30 anos) com estádios iniciais de cárie dentária foram selecionados e distribuídos aleatoriamente em 2 grupos: o grupo de intervenção recebeu 300 g/dia de iogurte probiótico e o grupo de controlo recebeu 300 g/dia de iogurte convencional durante 2 semanas. Foi recolhida uma amostra de saliva em jejum, sem estímulo, antes e depois da intervenção. A contagem bacteriana foi efectuada para *S. mutans* e lactobacilos salivares. Foi observada uma redução significativa nas contagens salivares de *S. mutans* e de lactobacilos no grupo de intervenção, em comparação com a sua linha de base e em comparação com o grupo de controlo.

Rossoni RD et. al.,[32] **(2018),** em seu estudo, avaliaram se os sobrenadantes de cepas de Lactobacillus isoladas de indivíduos livres de cárie podem inibir S. mutans, uma das bactérias mais importantes para a cárie dentária.Os sobrenadantes de 22 cepas de Lactobacillus foram testados quanto à atividade antibacteriana contra S. mutans em culturas planctônicas. Todas as 22 estirpes de Lactobacillus estudadas (100%) mostraram atividade antibacteriana. Posteriormente, as estirpes de Lactobacillus com as maiores reduções nas culturas planctónicas de S. mutans foram testadas em biofilmes. As estirpes L. fermentum 20.4, L. paracasei 11.6, L. paracasei 20.3 e L. paracasei 25.4 conseguiram reduzir significativamente o número de células de S. mutans em biofilmes formados em hidroxiapatite ($p < 0,05$). Assim, verificou-se que a maioria das estirpes de Lactobacillus testadas têm alguma atividade antibacteriana contra S. mutans. L. fermentum 20.4, L. paracasei 11.6, L. paracasei 20.3 e L. paracasei.25.4 produzem substâncias bioactivas que causaram uma redução significativa nos biofilmes de S. mutans.

Saha SS *et. al*,[33] **(2019)**, no seu estudo, tiveram como objetivo comparar a eficácia dos colutórios probióticos e de clorexidina em pacientes ortodônticos.30 pacientes saudáveis submetidos a tratamento ortodôntico fixo foram selecionados aleatoriamente para o estudo através de aleatorização em bloco e ocultação de alocação e foram divididos em três grupos: Grupo A, colutório de clorexidina a 0,2%; Grupo B, colutório probiótico; e Grupo C, um grupo de controlo. O resultado foi que ambos os grupos, probiótico e clorexidina, apresentaram índices de placa bacteriana significativamente reduzidos em comparação com o grupo de controlo. No entanto, verificou-se uma maior melhoria nos índices gengivais do que nos índices de placa, com melhores resultados no grupo dos probióticos do que no grupo da clorexidina.

Fijan S *et. al*., [34] **(2019)**, no seu estudo, realizaram um inquérito entre os profissionais de saúde para investigar os seus conhecimentos sobre probióticos, tendo-se tratado de um inquérito em linha. O inquérito em linha foi distribuído por correio eletrónico e plataformas de redes sociais utilizando a amostragem em bola de neve. Um total de 1066 profissionais de saúde de 30 países responderam ao inquérito. A maioria dos inquiridos avaliou os seus conhecimentos sobre probióticos como médios (36,4%) ou bons (36,2%). Assim, os profissionais de saúde têm um nível médio de conhecimentos sobre probióticos, que pode ser melhorado através da implementação de programas de aprendizagem específicos. Os profissionais de saúde precisam de adotar a utilização de probióticos na prática clínica.

Jiang C *et. al*.,[35] **(2019)** no seu estudo avaliaram o efeito de uma combinação probiótica na gravidade da mucosite oral (MO), que é uma complicação comum e não evitável induzida pela radioquimioterapia em doentes com carcinoma nasofaríngeo submetidos a radioquimioterapia concomitante (CCRT). Os doentes elegíveis (n = 99) com carcinoma nasofaríngeo localmente avançado submetidos a CCRT foram distribuídos aleatoriamente (2:1) para receberem uma combinação probiótica ou placebo durante a radioquimioterapia e a incidência de OM grave (grau 3 ou superior) foi o parâmetro primário. Os doentes que tomaram a combinação probiótica apresentaram uma redução significativa da gravidade da OM. Uma combinação de probióticos melhora significativamente a resposta imunitária dos doentes e reduz a gravidade da OM através da modificação da microbiota intestinal.

Ganguly S, et. al.,[36] (2019) no seu estudo investigaram a eficácia de uma bebida probiótica preparada a partir de recursos subutilizados na prevenção da patogenicidade induzida por Shigella no modelo de ratinhos. A bebida probiótica com altas contagens (1011-1012, cfu/ml) foi preparada a partir de leite de soro de leite desnatado (60:40, v/v), farinha de milheto de pérola germinada (4,73%, p/v) e extrato líquido de malte de cevada (3,27%, p/v) com Lactobacillus acidophilus NCDC 13. Os ratos albinos foram desafiados utilizando Shigella dysenteriae patogénica por via oral. Os ratinhos foram sacrificados no 2º, 5º e 8º dias após o desafio e foi estimada a colonização do agente patogénico e a concentração de IgA nos fluidos intestinais. A alimentação a longo prazo (7 dias) com bebida probiótica estimulou o sistema imunitário através do aumento da secreção de IgA. Foi claramente observada uma maior inibição do agente patogénico em todos os órgãos e tecidos. No entanto, a alimentação a curto prazo (2 dias) não foi muito eficaz, uma vez que se verificou um aumento não significativo do nível de IgA nos fluidos intestinais, enquanto a amostra de controlo não foi capaz de inibir a infeção.

Pahumunto N et. al,[37] (2019), no seu estudo, tiveram como objetivo investigar mais aprofundadamente o efeito do probiótico em várias bactérias orais através de PCR em tempo real e níveis de IgA salivar. Quarenta crianças foram incluídas por randomização do grupo probiótico ou de controlo no estudo anterior. O probiótico ou o controlo receberam leite em pó com ou sem L. paracasei SD1, respetivamente, uma vez por dia durante 6 meses. A saliva foi recolhida no início, 3, 6 e 12 meses e foi avaliada quanto a bactérias totais, lactobacilos totais (TL), L. paracasei/L. casei (LP/LC), estreptococos totais (TS) e Streptococcus mutans utilizando a PCR em tempo real. A IgA salivar (sIgA) foi examinada utilizando o método ELISA. O L. paracasei SD1 conseguiu controlar o nível de S. mutans e estimular a sIgA. Os resultados indicam que a estirpe SD1 de L. paracasei pode ser benéfica para a prevenção da cárie dentária.

Moraes RM et. al., [38] **(2020)** em seu estudo investigaram os efeitos do *L. reuteri* vivo e morto pelo calor (paraprobiótico) durante o desenvolvimento de periodontite induzida por ligadura em ratos. Trinta e dois ratos machos foram divididos em quatro grupos - grupo de controlo: ratos saudáveis, grupo LIP: ratos com periodontite induzida por ligadura, grupo LIP/PRO: ratos com periodontite que receberam *L. reuteri* viva, grupo LIP/PARA: ratos com periodontite que receberam *L. reuteri* morta pelo calor. O tratamento foi administrado durante 30 dias antes da ligadura e continuou durante 14 dias até à eutanásia. A análise μCT mostrou que o tratamento com paraprobiótico aumentou o volume ósseo e o número de trabéculas, enquanto diminuiu a porosidade óssea total e a separação trabecular. O probiótico vivo levou a uma maior espessura trabecular. Na análise histomorfométrica, os paraprobióticos impediram significativamente a perda óssea da furca e a degradação do colagénio, embora tanto os pro- como os paraprobióticos tenham reduzido de forma semelhante a perda óssea mesial. Não se registaram diferenças significativas na perda de inserção ou no número de células positivas para fosfatase ácida resistente ao tartarato entre os tratamentos.

Ferrer MD et. al., [39] **(2020),** o objetivo do seu estudo foi avaliar a sua eficácia clínica através de um estudo de grupo paralelo aleatório, em dupla ocultação e controlado por placebo. Cinquenta e nove voluntários foram incluídos no estudo e distribuídos aleatoriamente por um grupo de tratamento ou de placebo. O tratamento consistiu na aplicação de um gel buco-adesivo ($2,5 \times 10^9$ cfu/dose) com uma tala dentária durante 5 minutos a cada 48 horas, por um período de 1 mês (ou seja, 14 doses). A placa dentária e as amostras de saliva foram recolhidas na linha de base, 15 e 30 dias após a primeira aplicação e 15 dias após o fim do tratamento. No grupo dos probióticos, registou-se uma diminuição da quantidade de placa dentária e da inflamação gengival, mas não foram observadas diferenças no grupo do placebo. O grupo dos probióticos apresentou um aumento significativo dos níveis de amoníaco salivar e de cálcio. Apenas 58% dos participantes no grupo probiótico apresentaram níveis aumentados de S. dentisani na placa bacteriana no dia 30 e 71% no dia 45, indicando que os benefícios da aplicação de S. dentisani poderiam ser aumentados através da melhoria da eficiência da colonização.

Badri SM et. al,[40] **(2020)**, no seu estudo, avaliaram o efeito das pastilhas probióticas e do elixir bucal com clorexidina (CHX) no índice de placa (IP), no pH salivar e na contagem de Streptococcus mutans (S. mutans) em grupos de crianças sauditas. Um total de 54 participantes com idades compreendidas entre os 8 e os 12 anos foram distribuídos aleatoriamente por três grupos, com 18 crianças em cada grupo. As crianças do grupo probiótico consumiram uma pastilha probiótica (Biogaia prodentis) diariamente, enquanto as crianças do grupo CHX foram instruídas a utilizar elixir bucal CHX duas vezes por dia. O grupo de controlo foi apenas instruído a seguir medidas de higiene oral regulares. Foram recolhidas amostras de saliva no início do estudo, no 15º e no 30º dias. Foram avaliadas as pontuações PI, os valores de pH salivar e a contagem de S. mutans. As pastilhas probióticas e o elixir bucal com CHX reduziram significativamente a PI e a contagem de S. mutans e aumentaram os valores do pH salivar.

Sahal S *et. al,*[41] **(2021)**, no seu estudo, investigaram o efeito das gotas probióticas em diferentes variáveis relacionadas com a cárie *in vivo*, na capacidade de interferência e na resposta genética a diferentes metabolitos *in vitro*. Os efeitos na colonização e nas bactérias cariogénicas foram estudados na placa bacteriana e na saliva através de análises de plaqueamento e qPCR em adolescentes e pacientes ortodônticos após exposição a curto prazo. Os probióticos tiveram a capacidade de colonizar a saliva e o biofilme dentário após uma utilização a curto prazo. O comportamento dos lactobacilos endógenos alterou-se após a administração de *L. reuteri* e demonstrou produzir um efeito antibacteriano contra os *estreptococos* orais. Foi encontrada uma variação na suscetibilidade às bactérias probióticas e aos lactobacilos endógenos. Os vários metabolitos induziram diferentes respostas genéticas em *S. mutans* em relação à atividade da cárie. Os probióticos sob a forma de gotas têm a capacidade de colonizar a cavidade oral após uma exposição de curta duração e de ser uma ferramenta adicional na prevenção da cárie, de modo a reduzir o pH da placa bacteriana e a alterar o ecossistema oral.

Lee DS *et. al.*,[42] **(2021)**, no seu estudo, tiveram como objetivo identificar os efeitos da ingestão de comprimidos do probiótico oral Weissella cibaria CMU (Chonnam Medical University, Gwangju, Coreia) na halitose e examinar os seus efeitos nos indicadores psicossociais. Este foi um ensaio aleatório, em dupla ocultação e controlado por placebo. Os participantes foram distribuídos aleatoriamente pelo grupo experimental ou pelo grupo de controlo. Ingeriram W. cibaria CMU ou o placebo, consoante o grupo a que pertenciam, antes de se deitarem diariamente durante oito semanas. Os indicadores medidos foram a halitose subjectiva, o estado de saúde oral subjetivo, a depressão, a autoestima e a qualidade de vida relacionada com a saúde oral. As medições foram efectuadas na linha de base e oito semanas mais tarde. Os participantes apresentaram diferenças estatisticamente significativas na halitose subjectiva e na qualidade de vida relacionada com a saúde oral. Para os estudantes universitários com halitose, a ingestão do probiótico oral durante oito semanas pode ser uma intervenção de enfermagem útil para reduzir a halitose e melhorar a qualidade de vida relacionada com a saúde oral.

Agossa K *et. al.*,[43] **(2021)** realizaram um estudo para avaliar o efeito da administração de probióticos, além da escovação dental, na inflamação gengival clínica, formação de placa, composição da microbiota subgengival e biomarcadores salivares de inflamação em adolescentes com aparelhos ortodônticos fixos. O presente estudo é um ensaio de 6 meses, duplamente cego, com dois braços, controlado por placebo, num único centro, no qual 116 voluntários adolescentes com idades entre os 12 e os 16 anos serão recrutados entre os pacientes da clínica de ortodontia do Hospital Universitário de Lille, França. Os indivíduos que cumprirem os critérios de elegibilidade serão distribuídos por um dos seguintes grupos: (i) controlo: duas pastilhas de placebo por dia durante 90 dias, juntamente com higiene oral regular, (ii) teste: duas pastilhas probióticas por dia durante 90 dias, juntamente com higiene oral regular. A avaliação clínica e a recolha de amostras biológicas serão efectuadas no início do estudo, 3 e 6 meses. Este estudo forneceu algumas evidências fiáveis sobre os efeitos dos probióticos na inflamação gengival em pacientes submetidos a tratamento com aparelhos ortodônticos fixos.

Lin CW *et. al.*,[44] **(2021)** efectuaram um estudo para avaliar a eficácia clínica das estirpes de probióticos na manutenção da saúde oral. Cinquenta indivíduos saudáveis foram recrutados e distribuídos aleatoriamente no grupo placebo e no grupo probiótico, que incluía três estirpes de probióticos, *Lactobacillus salivarius* subs. *salicinius* AP-32, *Lactobacillus paracasei* ET-66 e *Lactobacillus plantarum* LPL28. A cada grupo foi administrado, de forma cega, um placebo ou probióticos durante quatro semanas. Os resultados da sequenciação de nova geração mostraram que a microbiota oral de *Lactobacillus salivarius* na cavidade oral aumentou significativamente nos indivíduos suplementados com pastilhas probióticas mistas. As actividades antibacterianas dos probióticos viáveis foram observadas no espaço de duas semanas. Tanto os níveis de IgA como a abundância de *Lactobacillus* e *Bifidobacterium* na cavidade oral aumentaram significativamente nos grupos experimentais, juntamente com uma formação reduzida de placa bacteriana. O nosso estudo clínico sugere que as pastilhas probióticas orais podem aumentar a imunidade oral, modular a microbiota oral e melhorar a saúde oral.

Soheilifar S et. al,[45] **(2021)** O gluconato de clorexidina é atualmente o agente antimicrobiano oral mais eficaz contra os microrganismos, mas a descoloração dos dentes impede a sua utilização a longo prazo e pode reduzir a cooperação do paciente. Foi comparado o efeito da clorexidina e de um elixir bucal diluído à base de clorexidina, flúor, cetilpiridínio e vitaminas (Orthokin) no índice de manchas em pacientes ortodônticos fixos. Este estudo foi realizado como um ensaio clínico randomizado e controlado, duplamente cego, em 50 pacientes submetidos a tratamento ortodôntico fixo na faixa etária de 14 a 30 anos. Os pacientes foram classificados em dois grupos de enxaguantes bucais com clorexidina e Orthokin e foram solicitados a usar enxaguante bucal por oito semanas. No grupo da clorexidina, o índice de extensão da mancha e o índice global da mancha aumentaram significativamente às 8 semanas (P < 0,001 e P = 0,002, respetivamente). No entanto, o aumento do índice de intensidade da mancha foi insignificante (P = 0,07). No grupo Orthokin, as alterações na extensão da mancha, na intensidade da mancha e na mancha total foram insignificantes (P = 0,66, P = 1,000, P = 0,47, respetivamente). De acordo com os resultados do presente estudo, o elixir bucal com clorexidina causa mais manchas nos dentes do que o elixir bucal Orthokin.

Choi Y et. al.,[46] **(2021)** no seu estudo tiveram como objetivo analisar o efeito do leite fermentado com *Lactobacillus curvatus* SMFM2016-NK nas doenças periodontais e na saúde intestinal num modelo de rato. Para melhorar o efeito da administração de leite fermentado com *Lb. curvatus* SMFM2016-NK para aliviar a periodontite, os modelos de ratos com periodontite foram tratados com o seguinte por 4 semanas: 10% de leite desnatado (normal), periodontite + 10% de leite desnatado (controlo negativo), periodontite + leite fermentado com *Lactobacillus rhamnosus* GG (controlo positivo) e periodontite + leite fermentado com *Lb. curvatus* SMFM2016-NK (PD+LCFM). A análise transcricional de citocinas inflamatórias [fator de necrose tumoral α (TNF-α), IL-1β, IL-6 e IL-10] foi realizada através de PCR de transcrição reversa quantitativa. Para o efeito no intestino, os níveis de expressão genética relativa de citocinas inflamatórias no cólon entre os grupos de controlo normal e negativo não foram diferentes; no entanto, os níveis de expressão de *TNFA* e *IL1B* nos grupos de controlo positivo e PD+LCFM, respetivamente, foram inferiores aos do grupo de controlo negativo. A composição e a diversidade do microbioma intestinal diferiram entre os grupos de tratamento com leite normal, periodontite e leite fermentado com *Lb. curvatus* SMFM2016- NK. Estes resultados indicam que o leite fermentado com *Lb. curvatus* SMFM2016-NK pode aliviar a inflamação periodontal e intestinal e alterar a microbiota oral e intestinal.

Vale GC et. al.,[47] **(2021)** seu estudo foi feito em GECs OBA-9 humanos imortalizados (~2,5 × 105células/poço) com *P. gingivalis* ATCC33277, e co-infectados com *L. rhamnosus* Lr-32 por 4 h. *O* meio gasto de *L. rhamnosus* Lr-32 ou lisado de células foi adicionado a GECs co-infectados com *P. gingivalis*. Outro conjunto de GECs OBA-9 foi exposto primeiro a *P. gingivalis* ATCC 33277 e depois ao probiótico vivo ou a produtos probióticos. A transcrição de genes que codificam mediadores inflamatórios (IL-1β, TNF-α, IL-6 e CXCL-8) e receptores (TLR2 e TLR4) foi avaliada por RT-qPCR. O crescimento *de P. gingivalis* sob pós-bióticos de *L. rhamnosus* Lr-32 também foi avaliado. Os meios usados de *L. rhamnosus* Lr-32 diminuíram a viabilidade celular, enquanto que as células vivas e os lisados celulares não o fizeram. O lisado de *L. rhamnosus* Lr-32, mas não o meio gasto, aumentou a transcrição de mediadores inflamatórios (IL-1β, TNF- α, *IL-6* e *CXCL-8*) em GECs infectados com *P. gingivalis*. A transcrição de *TRL2* foi aumentada em todos os grupos experimentais em comparação com o controlo, enquanto *TLR4* foi aumentada pelo probiótico ou pelos seus pós-bióticos em células infectadas com *P. gingivalis*.

Hasslöf P et. al,[48] **(2022)** o objetivo do seu estudo era avaliar o efeito de gotas contendo bactérias probióticas na recorrência de cáries dentárias em crianças em idade pré-escolar. O estudo utilizou um desenho aleatório, controlado por placebo, duplamente cego, com dois braços paralelos. 38 crianças em idade préescolar foram inscritas após um tratamento restaurador completo sob anestesia geral ou sedação consciente (linha de base), e foram seguidas após 6 e 12 meses. Os pais das crianças do grupo de teste foram instruídos a administrar 5 gotas diárias contendo duas estirpes de *Limosilactobacillus reuteri* (DSM 17938 e ATCC PTA 5289) ao deitar. As gotas de placebo tinham uma composição idêntica, mas não continham bactérias. A duração da intervenção foi de 12 meses. O objetivo primário foi a recorrência de novas lesões de cárie ao nível do sujeito (sim/não), e os objectivos secundários foram a presença de placa dentária e gengivite. Verificaram uma elevada taxa de recorrência de lesões moderadas e extensas após 12 meses (67%), mas não se registaram diferenças significativas entre os grupos. Não observaram efeitos benéficos na placa dentária ou na inflamação gengival.

Ye J, et. al.,[49] (2023), no seu estudo, tiveram como objetivo construir um sistema biónico aderente de administração de fármacos na mucosa oral e investigaram o seu potencial terapêutico para a candidíase oral. O sistema foi obtido através do encapsulamento de membranas de *Streptococcus salivarius* K12 em nanopartículas de PLGA carregadas com triclosan, utilizando um método de extrusão. Os nanocomplexos construídos (K12/TCS@PLGA-NPs) herdaram as propriedades da membrana da célula de origem, aderindo bionicamente à mucosa oral e ligando-se à hifa *da candida albicans*. As experiências in vitro e in vivo confirmaram que os nanocomplexos K12/TCS@PLGA-NPs inibem significativamente a formação de biofilmes de *C. albicans* e o desenvolvimento de candidíase oral, aumentando a acumulação de fármacos nas lesões e optimizando a eficácia dos fármacos.

Widyarman AS et. al,[50] (2023), no seu estudo, examinaram a eficácia da reuterina derivada de bactérias probióticas, Lactobacillus reuteri, nos biofilmes dos principais agentes patogénicos endodônticos, utilizando um modelo ex vivo de infecções do canal radicular. Os biofilmes dos principais agentes patogénicos endodônticos, nomeadamente Enteoroccus faecalis, Fusobacterim nucleatum, Porphyromonas gingivalis e Candida albicans, foram formados nos canais radiculares de 60 amostras de dentes pré-molares humanos de acordo com um protocolo padrão. Depois disso, os dentes foram tratados com NaOCl a 2,5% (controlo positivo), várias concentrações de reuterina (grupo de teste) ou água destilada esterilizada (controlo negativo) num ensaio dependente do tempo. A eficácia da irrigação foi avaliada por um ensaio dependente do tempo, 5 minutos e 30 minutos após a irrigação, através de um ensaio de unidades formadoras de colónias. Os resultados foram ainda confirmados por PCR em tempo real específico da espécie. A reuterina é capaz de inibir o crescimento de E. faecalis, F. nucleatum, P. gingivalis e C. albicans na sua fase planctónica e de eliminar os biofilmes formados por estes agentes patogénicos endodônticos, o que constitui um requisito importante para os irrigantes endodônticos.

Pørksen CJ et. al.,[51] **(2023)** o seu estudo teve como objetivo determinar de que forma o consumo diário de uma pastilha que combina arginina e duas estirpes probióticas afecta a Redução do Risco Relativo (RRR) em crianças relativamente às transições de cáries dentárias e à atividade das lesões ao nível da superfície dentária durante 10-12 meses. Foi examinado um total de 21.888 superfícies dentárias em 288 crianças. O grupo de intervenção ($n = 141$) recebeu uma pastilha contendo 2% de arginina, *Lacticaseibacillus rhamnosus*, LGG® (DSM33156), e *Lactobacillus paracasei* subsp. *paracasei*, L. CASEI 431® (DSM33451). O grupo placebo ($n = 147$) recebeu uma pastilha placebo. Ambos os grupos receberam pasta dentífrica com 1.450 ppm de F-. Os caninos primários, molares e primeiros molares permanentes foram examinados clinicamente (ICDAS0-6) e radiograficamente (R0-6) no início e no seguimento. Assim, o consumo diário de uma pastilha que combina arginina e probióticos durante 10-12 meses em crianças de 5-9 anos de idade, caracterizadas como tendo um baixo risco de cárie, demonstrou uma melhoria significativa.

HISTÓRIA

Arqueólogos moleculares da Universidade da Pensilvânia, trabalhando num dos mais antigos exemplos de utensílios de cerâmica, descobriram que a primeira cerveja tinha sido preparada a partir de arroz, mel e frutos com levedura utilizada para a fermentação - os microrganismos eram utilizados na produção de bebidas fermentadas, mesmo em **7000 a.C**. Com base nas relíquias do antigo Egito, pode verificar-se que os produtos lácteos fermentados *"Laban Rayad"* e *"Laban Khed"*, que ainda são comuns no atual Médio Oriente, eram utilizados já em **3500 a.C**. Várias fontes médicas e populares indicam que a primeira utilização de probióticos na história da humanidade remonta a **2000 a.C.**, quando o homem descobriu a forma de conservar o leite durante períodos mais longos. Os primeiros fabricantes de alimentos transformavam efetivamente o leite em produtos lácteos fermentados utilizando bactérias e leveduras, embora sem saberem da sua existência. **Tissier** e **Metchnikoff** foram os primeiros investigadores a apresentar propostas científicas sobre o potencial probiótico das bactérias benéficas. Sugeriram que a ingestão destes micróbios por pacientes que sofriam de diarreia poderia restaurar uma microflora intestinal saudável.[51] Em **76 a.C.**, o **historiador romano Plínio** recomendou a administração de produtos lácteos fermentados para tratar a gastroenterite.[52]

A origem do leite fermentado remonta aos antigos egípcios e fenícios e às culturas orientais. Os antigos povos orientais, os pastores nómadas brancos, frígios, sármatas e macedónios guardavam o leite de vaca, ovelha, cabra, cavalo e camelo em frascos feitos a partir da pele ou do estômago do mesmo animal, onde o leite entrava em contacto com as bactérias, provavelmente os antepassados dos acidophilus e bulgaricus que hoje se tornaram tão famosos. Conta a lenda que um destes pastores, viajando sob o sol quente do deserto turco, esqueceu o leite num saco de pele de cabra durante algum tempo e encontrou-o transformado num creme espesso, cremoso e saboroso. Este novo produto foi designado por "iogurte".[53]

[th]**Arnaldus de Villa Nova**, médico e cientista catalão que se dedicou à física, à química, à astrologia e à medicina durante o **século** xiv, produziu o livro de grande circulação sobre o vinho, intitulado *"Liber de Vinis"*, que foi também a primeira fonte académica sobre a utilização medicinal do vinho. Villa Nova

recomendava a utilização do vinho para o tratamento de várias doenças, como a demência e os problemas de sinusite.

Em **1856**, um homem que produzia álcool a partir da fermentação da beterraba sacarina procurou a ajuda de Pasteur porque estava a ter problemas na sua destilaria. Estava a obter uma substância semelhante a leite azedo em vez de álcool. Pasteur analisou o conteúdo químico da substância azeda e descobriu que esta continha uma quantidade substancial de ácido lático. Quando comparou microscopicamente os sedimentos de diferentes recipientes, verificou que eram visíveis grandes quantidades de leveduras nas amostras dos recipientes onde tinha ocorrido a fermentação alcoólica. Em contrapartida, nos recipientes poluídos, os que continham ácido lático, observou "células muito mais pequenas do que as leveduras". A descoberta de Pasteur mostrou que existem dois tipos de fermentação: **a alcoólica e a láctica.** A fermentação alcoólica ocorre por ação das leveduras e a fermentação láctica por ação das bactérias.[52]

As bactérias produtoras de ácido lático foram descobertas pela primeira vez por **Pasteur** em **1857**. Depois, em **1878**, **Lister** relatou o isolamento destas bactérias a partir de leite rançoso. Os cientistas do mesmo instituto também isolaram bactérias produtoras de ácido lático do trato intestinal entre **1880 e 1888**. **Henry Tissier**, um pediatra do Instituto Pasteur, descobriu *a Bifidobacterium* spp. em **1889**. Tissier observou que as bifidobactérias são o microrganismo dominante na flora intestinal dos bebés amamentados e designou a bactéria como *Bacillus bifidus communis*. Relatou a sua descoberta na sua tese de dissertação na Universidade de Paris, denominada *"Recherches sur la flore intestinale des nourissons (et at normal et pathologique); 1900"*. Referiu também que a gastroenterite aguda poderia ser curada se o desequilíbrio a favor das bactérias nocivas causadoras da doença pudesse ser normalizado pelas bifidobactérias. Embora não seja totalmente creditado na literatura, Henry Tissier foi o primeiro cientista a abordar a ideia de que as bactérias amigas poderiam ser utilizadas no tratamento de doenças intestinais, tendo esse artigo sido apresentado em 1906 na Universidade de Paris.

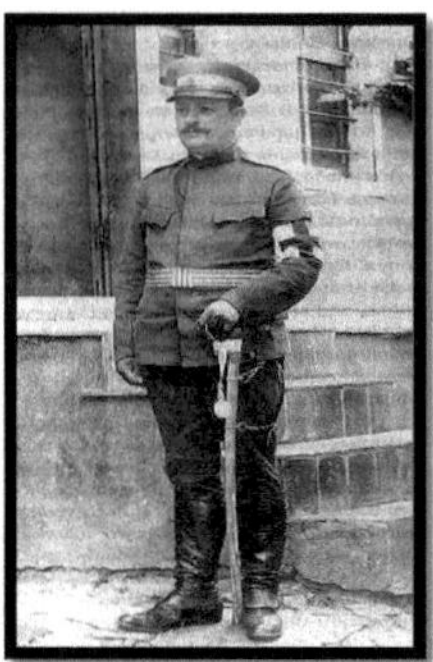

Fig.1 Stamen Grigorov (1878-1945), um médico búlgaro, trabalhava como assistente principal no laboratório de microbiologia do Professor Léon Massol na Universidade de Genebra.

Em **1905, Stamen Grigorov** (Fig. 1)[54]um microbiologista búlgaro, que documentou os benefícios para a saúde do iogurte búlgaro e identificou o organismo ativo neste alimento básico como *Lactobacillus bulgaricus*, hoje conhecido como *Lactobacillus delbrueckii* ssp.[55] Em **1907**, o biólogo de origem ucraniana e prémio Nobel **Elie Metchnikoff** (Fig. 2)[54] apercebeu-se que o consumo de iogurte búlgaro (que contém bactérias do ácido lático) era bom para a saúde. Metchnikoff trabalhava no Instituto Pasteur em Paris e tinha descoberto **o Lactobacillus bulgaricus**, uma estirpe que mais tarde introduziu na produção comercial de produtos de leite azedo em França e em toda a Europa. Esta era a hipótese central proposta por Metchnikoff na sua obra-prima **"O Prolongamento da Vida"**, na qual elucidou e encontrou a correlação entre o consumo regular de leite fermentado com ácido lático pelos búlgaros e caucasianos e o seu estado de saúde com uma média de vida elevada. Os seus estudos basearam-se nas observações feitas por Stamen Grigorov, que dedicou a última década da sua vida ao estudo das bactérias produtoras de ácido lático como meio de aumentar a longevidade humana. Nasceu assim o conceito de probióticos e abriu-se um novo domínio da microbiologia.[3]

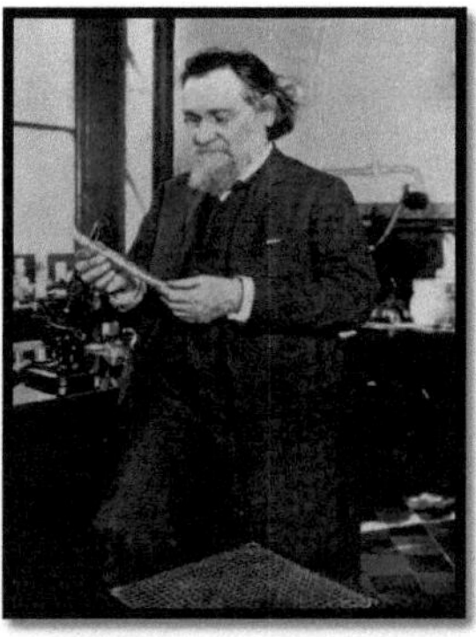

Fig.2 Elie Metchnikoff (1845-1916). Pelo seu trabalho sobre imunidade, Metchnikoff partilhou com Paul Ehrlich o Prémio Nobel de Fisiologia ou Medicina de 1908.

O Dr. Minoru Shirota obteve a primeira cultura de *Lactobacillus casei* estirpe *Shirota* isolada do intestino humano no Laboratório de Microbiologia da Faculdade de Medicina da Universidade de Quioto, Japão, em **1930**. Vários estudos demonstraram que a estirpe descoberta por Shirota é resistente ao ácido gástrico e ao ácido biliar e pode, por conseguinte, atingir o intestino delgado após administração oral. Em **1935**, o Dr. Shirota desenvolveu o "Yakult", um produto lácteo fabricado com esta bactéria probiótica, e introduziu-o no mercado. O nome "Yakult" deriva da palavra "iogurte" em Esperanto, a língua universal proposta na **década de 1880**. O autor levantou a hipótese de que a ingestão diária deste produto fermentado poderia promover a saúde intestinal e prolongar a esperança de vida.

A palavra probiótico (do latim **pro** e do grego **bios** que significa literalmente **"para a vida"**) foi introduzida pelo cientista alemão **Werner Kollath** em **1953** para designar **"substâncias activas que são essenciais para um desenvolvimento saudável da vida"**. Em **1965**, este termo foi utilizado por **Lilly** e **Stillwell** num contexto diferente para representar **"substâncias segregadas por um organismo que estimulam o crescimento de outro"**. Em **1991, Holocombh** foi a primeira pessoa a fazer investigação sobre *Bifidobacterium bifidum* como espécie probiótica.

Mais especificamente, **Fuller**, em **1992**, definiu os probióticos como **"um suplemento alimentar microbiano vivo que afecta de forma benéfica o animal hospedeiro, melhorando o seu equilíbrio microbiano intestinal"**.[53]

Em **1994**, a Organização Mundial de Saúde considerou os probióticos como o próximo sistema de defesa imunitária mais importante, quando os antibióticos habitualmente prescritos se tornaram inúteis devido à resistência aos antibióticos. Esta incidência de resistência aos antibióticos abriu a porta a um novo conceito de probióticos na medicina e na medicina dentária.[56]

Em **2001**, a Consulta Conjunta de Peritos da Organização das Nações Unidas para a Alimentação e a Agricultura/Organização Mundial de Saúde sobre a Avaliação das Propriedades Nutricionais e de Saúde dos Probióticos elaborou diretrizes, que recomendam :

1) identificação do género e da espécie da estirpe probiótica utilizando uma combinação de testes fenotípicos e genotípicos como prova clínica que sugere que os benefícios para a saúde dos probióticos podem ser específicos da estirpe.
2) testes in vitro para delinear o mecanismo do efeito probiótico.
3) comprovação dos benefícios clínicos para a saúde dos agentes probióticos através de ensaios em seres humanos.

Além disso, para a avaliação da segurança da estirpe probiótica, devem ser determinados, no mínimo, os padrões de resistência aos medicamentos antimicrobianos, as actividades metabólicas, os efeitos secundários observados nos seres humanos durante os ensaios clínicos e após a comercialização, a produção de toxinas e o potencial hemolítico, caso se saiba que a estirpe probiótica possui essas propriedades, e a ausência de infecciosidade em estudos com animais.[57]

Em **2002**, um Comité Europeu de Peritos **(FAO, 2006)** definiu os probióticos *como "microrganismos vivos que, após ingestão em quantidades adequadas, exercem benefícios para a saúde para além da nutrição geral inerente".* No ano **de 2003**, a estirpe MF1298 de **L. plantarum**, proveniente de uma única colónia de salame de carneiro norueguês, mostrou um potencial probiótico promissor nas primeiras investigações. Foi confirmado que a estirpe tinha atividade antimicrobiana contra potenciais agentes patogénicos. A estirpe também demonstrou sobreviver à passagem pelo trato gastrointestinal humano.[58]

Em **22 de junho de 2007**, a FDA anunciou uma regra final que estabelece os requisitos das Boas Práticas de Fabrico Actuais para suplementos alimentares. Para garantir a identidade, pureza, qualidade, força e composição dos suplementos alimentares, aqueles que fabricam, embalam ou detêm suplementos alimentares devem seguir estes regulamentos .[57]

QUADRO 1. HISTÓRIA DOS PROBIÓTICOS [51]

ANO	DESCOBERTA
1857-1864	Pasteur descobriu as BAL como organismos de deterioração
1878	LAB isoladas do leite por Lister
1889	Tissier descreveu a Bifidobacterium
1907	Metchnikoff descreve o Bacillus búlgaro associado à saúde
1930	A comercialização de leite fermentado à base de Lactobacillus casei isolado por Shirota
1953	A utilização do termo "probiotika", que se refere a compostos activos que promovem a saúde
1965	Definição de probióticos por Lilly e Stillwell: "Micróbios que estimulam o crescimento de outros microrganismos"
1989	Definição de probióticos por Fuller: "Beneficial suplementos microbianos"
2001	FAO/OMS: Definição de probióticos
2003	Era da Genómica: Primeira sequenciação do genoma do probiótico Lactobacillus plantarum

2016	Diretrizes da FDA/CBER para bioterapêuticas vivas

FONTE DE PROBIÓTICOS

Os alimentos e bebidas fermentados têm uma heterogeneidade de tradições e preferências culturais encontradas nas diferentes áreas geográficas onde são produzidos. A fermentação permitiu que os nossos antepassados das regiões temperadas e frias sobrevivessem durante o inverno e que os das regiões tropicais sobrevivessem aos períodos de seca. A fermentação é um processo de decomposição lenta de substâncias orgânicas induzido por microrganismos ou enzimas que convertem essencialmente hidratos de carbono em álcoois ou ácidos orgânicos. A secagem e a salga são práticas de fermentação comuns nos métodos mais antigos de conservação de alimentos. Pensa-se que os processos de fermentação foram desenvolvidos com o objetivo de preservar frutas e legumes em épocas de escassez, conservando os alimentos através de ácidos orgânicos e álcoois, conferindo um sabor e uma textura desejáveis aos alimentos, reduzindo a toxicidade e diminuindo o tempo de cozedura.

Existem duas formas principais de ingestão de organismos probióticos: **alimentos** fermentados **e suplementos**. Os alimentos fermentados podem ser tanto de origem láctea como vegetal. Os probióticos são incorporados em alimentos como **iogurtes, queijos, gelados, fórmulas infantis, cereais de pequeno-almoço, salsichas, carnes de almoço, chocolates, pudins,** e também são vendidos sob a forma de **cápsulas contendo pó de células liofilizadas e comprimidos**. Ao adicionar probióticos a um produto alimentar, devem ser considerados vários factores que podem influenciar a viabilidade da cultura, bem como a sua ativação no intestino. Estes factores incluem :

(i)   o estado fisiológico dos organismos probióticos adicionados (fase de crescimento),

(ii)   condições de armazenamento (por exemplo, temperatura, humidade),

(iii)   composição química da matriz alimentar (por exemplo, acidez titulável, teor de hidratos de carbono disponíveis, fontes de azoto, vitaminas, minerais, prebióticos, aditivos alimentares, atividade da água e teor de oxigénio),

(iv)   possível interação entre os probióticos e as culturas iniciadoras (por exemplo, antagonismo, causado principalmente pela produção de bacteriocinas, e sinergismo). [59]

CLASSIFICAÇÃO :

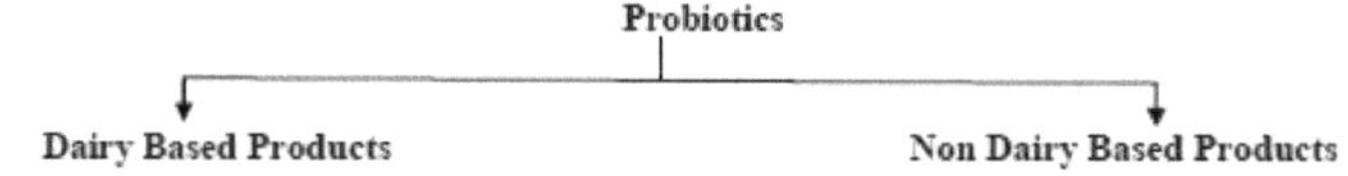

Produtos

PRODUTOS PROBIÓTICOS À BASE DE PRODUTOS LÁCTEOS:

Os produtos lácteos normalmente fermentados com BAL, ou seja, bactérias do ácido lático, têm sido amplamente utilizados como probióticos no mercado e têm-se tornado populares e expandido progressivamente na indústria dos lacticínios. Os vários tipos de produtos probióticos à base de lacticínios e os microrganismos envolvidos na sua produção são apresentados no **Quadro 2**. [60]

QUADRO 2. ESTIRPES PROBIÓTICAS E RESPECTIVOS PRODUTOS PROBIÓTICOS DE BASE LÁCTEA

Probióticos de origem láctea	Organismos utilizados
Koumiss	*Lactobacilos*, Leveduras que não fermentam a lactose
Kefir	*Lactobacillus kefir*
Iogurte	*Lactobacillus bulgaricus, Streptococcus thermophilus*
Leite de manteiga	*Lactococcus lactis, Lactobacillus bulgaricus*
Leite Bifidus	*Bifidobacterium bifidum, Bifidobacterium longum*
Leite acidificado com bifidus	*Lactobacillus acidophilus, Bifidobacterium* sp.
Bebida de soro de leite e sorgo	*Lactobscillus acidophilus Lactobacillus casei, Lactobacillus rahmnosus*
Bebida de soro de leite	*Bifidobacterium lactis, Lactobacillus acidophilus*
Leite desnatado fermentado	*Lactobacillus acidophilus Bifidobacterium animalis* subsp. *Lactis*
Queijo cheddar	*Lactobacillus lactis* subsp. *lactis, Lactobacillus helvetics, Streptococcus thermophiles, Lactobacillus rhamnosus*
Queijo Minas	*Lactobacillus paracasei, Lactococcus* subsp. *Streptococcus thermophilus*

Desvantagens dos produtos probióticos de base láctea :

1. **Intolerância à lactose:** Quando a lactose não digerida ou não hidrolisada atinge o intestino grosso, é degradada por enzimas bacterianas, resultando em diarreia osmótica, dor gastrointestinal e flatulência para quem consome leite e produtos lácteos que são intolerantes à lactose

2. **Alergénios da proteína do leite:** A alergia à proteína do leite de vaca (APLV) é o alergénio alimentar mais comum nas crianças e é definida como uma resposta alérgica reproduzível a uma ou mais proteínas do leite de vaca

(APLV), que são normalmente caseínas ou beta-lacto globulina do soro de leite.

3. **Teor de colesterol:** A quantidade de gordura no leite varia consoante a sua origem e o leite de vaca tem um teor de gordura de cerca de 4-5%, enquanto o leite de búfala tem um teor de gordura de cerca de 7-8%. Espera-se que níveis elevados de consumo de leite aumentem a quantidade adequada de lipoproteínas de baixa densidade (LDLP). As LDLP são um mau colesterol presente no sangue que demonstrou ser um fator de risco significativo para doenças cardíacas ou cardiovasculares e obesidade.

PRODUTOS NÃO LÁCTEOS :

Os vários tipos de bebidas probióticas não lácteas podem ser obtidos a partir de sumos de frutas, legumes, leite de cereais, leguminosas e legumes ou podem ser obtidos através de combinações. **O quadro 3** apresenta os vários tipos de produtos probióticos não lácteos e os microrganismos envolvidos na sua produção. [60]

QUADRO 3. ESTIRPES PROBIÓTICAS E RESPECTIVOS PRODUTOS PROBIÓTICOS NÃO LÁCTEOS

À base de cereais e leguminosas :

Probióticos	Microrganismos probióticos
Farinha de aveia, leite	*Lactobacillus plantarum Bifidobacterium lactis*
Leite ou farinha de trigo, painço ou milho	*Lactobacillus plantarum, Lactobacillus acidophilus, Lactobacillus fermentum, Lactobacillus coprophilus, Leuconostoc reffinolactis, Leuconostoc mesenteroides, Lactobacillus brevis, Saccharomyces cerevisiae, Candida tropicalis, Candida glabrata, Geotrichum penicillatum, Geotrichum candidum*
Farinha de sorgo, de ragi	*Leuconostoc, Enterococcus e Lactobacillus brevis*
Farinha de trigo, malte	*Lactococcus lactis*
Leite de soja	*Bifidobacterium animalis, Lactobacillus acidophilus, Kluyveromyces marxianus, Kluyveromyces lactis, Lactobacillus brevis, Lactobacillus kefir.*
Trigo mourisco e aveia	*Lactobacillus acidophilus*
Gowé	*Lactobacillus fermentum, Lactobacillus mucosae, Pediococcus acidilactici e Weissella confusa,*
Leite de amendoim e soja	*Pediococcus acidilactici, Lactobacillus lactis, Lactobacillus rhamnosus, Lactobacillus acidophilus.*
Leite de grão-de-bico	*Lactobacillus plantarum*
Leite de quinoa	*Lactobacillus plantarum Bifidobacterium longum*

| Trigo mourisco, leite de trigo mourisco escuro | *Lactobacillus rhamnosus, Lactobacillus plantarum* |

Probióticos à base de sumo de fruta

Probióticos	Microrganismos probióticos
Sumo de maçã	*Lactobacillus paracasei Lactobacillus plantarum Lactobacillus rhamnosus*
Sumo de pinha	*Lactobacillus rhamnosus, Lactobacillus casei, Lactobacillus paracasei*
Sumo de manga	*Lactobacillus casei*
Sumo de framboesa	*Lactobacillus casei*
Sumo de laranja	*Lactobacillus acidophilus, Bifidobacterium bifidum*
Sumo de amla	*Lactobacillus paracasei*
Sumo de pêssego	*Lactobacillus casei, Lactobacillus delbrueckii*
Sumo de limão doce	*Lactobacillus plantarum*
Sumo de cana-de-açúcar	*Lactobacillus casei*
Sumo de melancia	*Lactobacillus plantarum*
Sumo de Mosambi	*Saccharomyces cerevisiae, Wickerhamomyces anomalus, Pichia barkeri, Yarrowia lipolytica*

Probióticos à base de vegetais :

Probióticos	Microrganismos probióticos
Abóbora	*Lactobacillus* casei
Alcachofra	*Lactobacillus* casei
Sumo de couve	*Lactobacillus* casei
Brócolos	*Lactobacillus bulgaricus, Streptococcus thermophilus, Lactobacillus acidophilus, Bifidobacterium bifidum*

Nabo	*Lactobacillus fermentum, Lactobacillus Paracasei, Lactobacillus plantarum*

Limitação dos produtos probióticos não derivados do leite :

1. Os sumos de fruta e de legumes também incluem alguns nutrientes necessários, mas variáveis como o pH baixo (que se deve à produção de grandes quantidades de ácidos orgânicos e de oxigénio dissolvido) podem prejudicar a sobrevivência dos probióticos.

2. Os produtos lácteos são frequentemente armazenados a temperaturas próximas de 5 °C, sendo provável que a viabilidade das células probióticas se mantenha durante todo o prazo de validade do produto. No entanto, o armazenamento de produtos não lácteos é feito principalmente à temperatura ambiente, o que pode constituir um obstáculo significativo à sobrevivência dos probióticos.

PROBIÓTICOS MAIS UTILIZADOS :

YOGHURT :

O iogurte tradicional é preparado e vendido comercialmente em recipientes de barro. O leite em lume brando é arrefecido nestas panelas e inoculado com a substância de arranque da coalhada do dia anterior. O Lassi, preparado a partir da coalhada, é uma bebida popular. O iogurte (**Fig. 3**) é consumido com as refeições, sem gordura ou com adição de sal ou açúcar, e com saladas. É também recomendado como fonte de nutrição e remédio caseiro para problemas de saúde, falta de apetite e perturbações digestivas. A coalhada ou iogurte é produzida pela **fermentação do leite**. As bactérias envolvidas são o **lactobacillus bulgaricus** e o **streptococcus thermophilous**. A sua ação pode ser exercida através da produção de substâncias antimicrobianas, da competição pela adesão aos receptores e da estimulação da imunidade. O iogurte, tal como o leite, é uma boa fonte de **proteínas, riboflavina, ácido fólico** e **cálcio.** O seu teor de ácido fólico é superior ao do leite. A digestibilidade da proteína do leite é aumentada devido à sua pré-digestão parcial durante o processo de fermentação. O iogurte pode ser utilizado pela população geriátrica como um **laxante suave** devido ao seu teor de lactose e ácido lático. Também tem um **efeito hipocolesterolémico**, mas esta atividade também está presente no leite.[61]

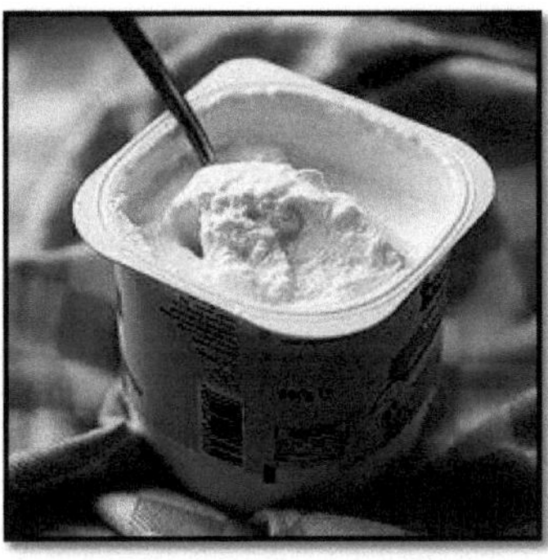

FIG 3. *Süzme Yoğurt* **turco não agitado**
Fonte: https://en.wikipedia.org/wiki/Yogurt

QUEIJO :

O queijo **(Fig. 4.)** é um produto lácteo produzido numa vasta gama de sabores, texturas e formas através da **coagulação da proteína do leite, a caseína**. É composto por **proteínas e gordura** do leite. Durante a produção, o leite é normalmente **acidificado** e são adicionadas as enzimas do **coalho** ou enzimas bacterianas com atividade semelhante para provocar a coagulação da caseína. A coalhada sólida é então separada do **soro de leite líquido** e **prensada para formar o queijo acabado**. A ação tampão do queijo contra o ambiente altamente ácido no estômago cria um ambiente mais favorável para a sobrevivência dos probióticos ao longo do trânsito gástrico devido ao pH mais elevado. Além disso, a matriz densa e o teor relativamente elevado de gordura do queijo oferecem uma proteção adicional aos probióticos no estômago. Além disso, os probióticos são capazes de formar **ácido linoleico conjugado (CLA)** a partir do ácido linoleico livre adicionado ao meio ou do ácido linoleico libertado pela ação das lipases microbianas nos triglicéridos, dando origem a efeitos adicionais de promoção da saúde no queijo. O ácido linoleico conjugado é um nome genérico que se refere a uma mistura de isómeros do ácido linoleico em que as ligações duplas estão conjugadas. Estes isómeros têm recebido muita atenção recentemente pelas suas propriedades benéficas para a saúde como **anticancerígenos, reduzindo potenciais doenças cardiovasculares, modulação imunitária e redução da gordura corporal.** [62]

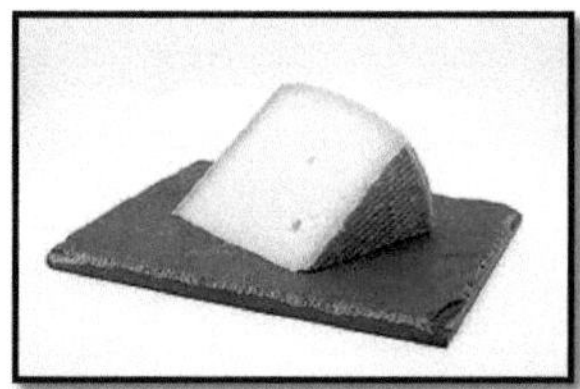

FIG 4. Queijo

Fonte: https://en.wikipedia.org/wiki/Cheese

FÓRMULA PARA LACTENTES :

O Federal Food, Drug, and Cosmetic Act **(FDCA)** define uma fórmula para lactentes **(Fig.5)** como "um alimento que pretende ser ou é representado para uso dietético especial apenas como um alimento para lactentes devido à sua simulação de leite humano ou à sua adequação como um substituto completo ou parcial do leite humano". Num esforço para conceber fórmulas para lactentes mais semelhantes ao leite materno, os fabricantes de fórmulas estão a adicionar ingredientes como **ácidos gordos polinsaturados de cadeia longa, nucleótidos, prebióticos e probióticos** às suas fórmulas. **Os ácidos gordos poli-insaturados de cadeia longa ácido docosahexaenóico (DHA) e ácido araquidónico (ARA)** desempenham um papel fundamental na estrutura e função do tecido neural, na estrutura das membranas celulares e no desenvolvimento cognitivo. **Os nucleótidos** são compostos azotados não proteicos que são considerados "condicionalmente essenciais" na infância devido ao aumento da necessidade de síntese de ácidos nucleicos durante períodos de crescimento rápido, imunossupressão, diminuição da ingestão de proteínas ou lesões intestinais. **Os prebióticos** são hidratos de carbono indigestos que estimulam a atividade favorável das bactérias probióticas indígenas. **Os probióticos** são microrganismos vivos que alteram a microflora do hospedeiro e interferem com a aderência de bactérias patogénicas. Em conjunto, têm efeitos positivos no desenvolvimento do sistema imunitário da mucosa.[63]

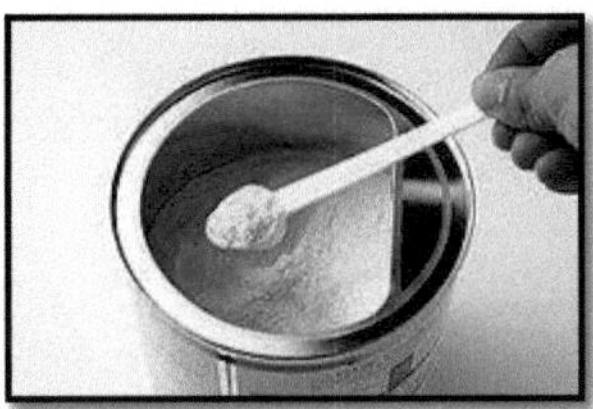

FIG 5. Fórmula para bebés

Fonte: https://en.wikipedia.org/wiki/Infant_formula

FRUTAS E PRODUTOS HORTÍCOLAS FERMENTADOS: (Fig. 6.)[64]

Os frutos e legumes fermentados mais registados são classificados da seguinte forma.

(i) **Raízes:** cenoura, nabo, beterraba, rabanete, aipo-rábano e batata-doce.

(ii) **Frutos de origem vegetal:** pepinos, azeitonas, tomates, pimentos, quiabos e ervilhas.

(iii) **Sumos de produtos hortícolas:** cenoura, nabo, polpa de tomate, cebola, batata-doce, beterraba e rábano.

(iv) **Frutos:** maçãs, peras, mangas imaturas, palmeiras imaturas, limões e polpas de frutos como a banana.

Nas regiões dos Himalaias orientais da Índia, é preparada uma vasta gama de produtos vegetais **fermentados** para bioprocessar os vegetais perecíveis para armazenamento e consumo posterior. *brevis, L. plantarum, L. curvatus, P. pentosaceus, L. mesenteroides* **subsp.** *mesenteroides, L. fallax, L lactis, L. citreum* e *Enterococcus durans.* [64]

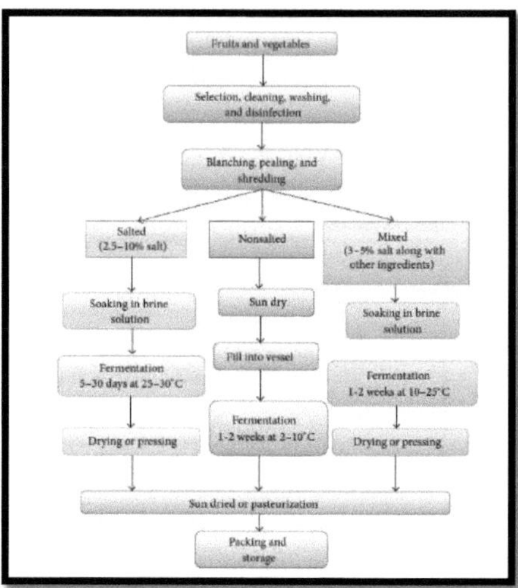

FIG 6. Processo global de fermentação de frutos e legumes.

FORMAS COMERCIAIS:

Os suplementos probióticos consistem em bactérias liofilizadas em pó, cápsulas ou comprimidos. Independentemente da forma sob a qual os microrganismos são consumidos, para a eficácia clínica, os produtos que contêm organismos probióticos devem fornecer organismos vivos em número suficiente para exercer efeitos terapêuticos. Inclui - **cápsulas (Fig. 7), comprimidos (Fig. 8) e pós (Fig. 9).** Para obter resultados clínicos bem sucedidos e reprodutíveis, é imperativo utilizar a estirpe probiótica exacta que provou ter a ação terapêutica específica pretendida. O médico que optar por utilizar a estirpe exacta que produziu os efeitos nos ensaios clínicos pode ter a certeza de obter resultados semelhantes. Sempre que possível, utilize a estirpe exacta utilizada na investigação, uma vez que outras estirpes, mesmo que estreitamente relacionadas, podem não ter os mesmos efeitos. A dosagem de alimentos e suplementos probióticos baseia-se unicamente no número de organismos vivos presentes no produto. Em ensaios clínicos, foram obtidos resultados bem-sucedidos utilizando entre 10^7 e 10^{11} **bactérias viáveis por dia.** Embora os probióticos sejam amplamente utilizados e os efeitos adversos sejam pouco frequentes, não existe um sistema de notificação sistemático para os probióticos. A maioria dos estudos não relatou um aumento estatisticamente significativo dos efeitos adversos em comparação com os controlos, mas tem sido questionado se os probióticos são seguros em indivíduos imunodeprimidos. **Os lactobacilos e as bifidobactérias** são afectados negativamente pelo álcool e pelos antibióticos. Embora não existam provas de que o organismo interfira com a atividade da maioria dos antibióticos, o metabolismo da sulfassalazina, do palmitato de cloranfenicol e do ftalilsulfatiazol pode ser afetado por algumas estirpes de *L. acidophilus*. [65]

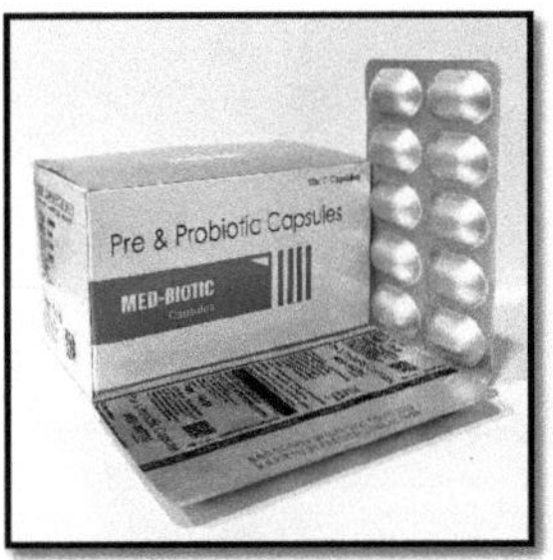

FIG 7. CÁPSULAS PROBIÓTICAS

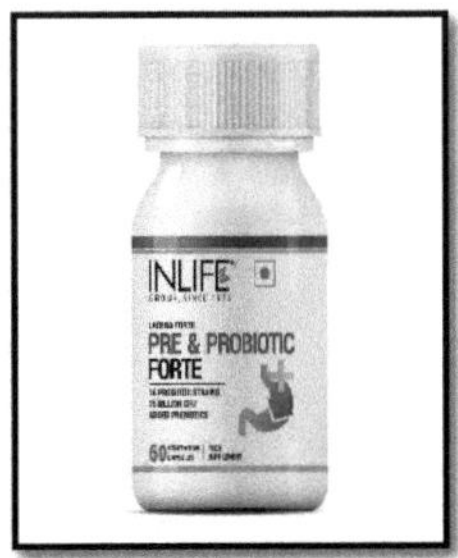

FIG 8. COMPRIMIDOS PROBIÓTICOS

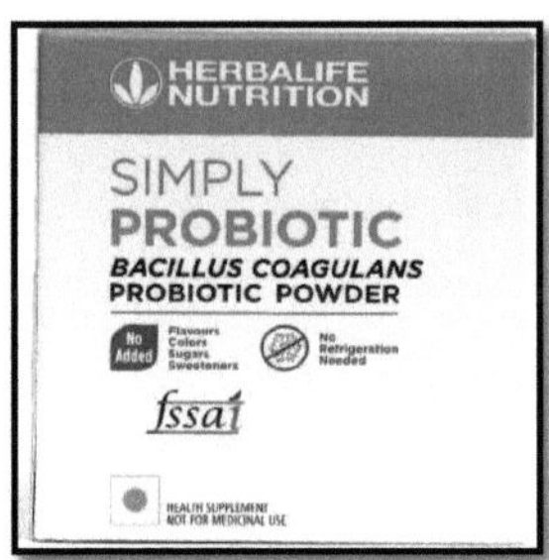

FIG. 9. PÓ PROBIÓTICO

MECANISMO DE ACÇÃO

De acordo com **Collins & Gibson**, um produto probiótico eficaz deve ser isento de patogenicidade e toxicidade, deve conter um número adequado de células viáveis, permanecer viável durante o armazenamento, ser detectado no hospedeiro e provocar um efeito benéfico. No entanto, os mecanismos de ação dos probióticos podem ser resumidos em três formas, propostas por **Oelschlaege e Busanello** :

(i) ação antimicrobiana de produtos resultantes do metabolismo microbiano, tais como toxinas, metabolitos e enzimas;

(ii) exclusão competitiva por nutrientes e sítios de colonização;

(iii) imunomodulação do sistema imunitário inato e adaptativo do hospedeiro **(quadro 3)**[66]

ACÇÃO DOS PROBIÓTICOS NA BARREIRA EPITELIAL:

As defesas da barreira intestinal são constituídas pela camada mucosa, péptidos antimicrobianos, IgA secretora e o complexo de adesão da junção epitelial. O consumo de bactérias não patogénicas pode contribuir para a função da barreira intestinal, e as bactérias probióticas têm sido amplamente estudadas quanto ao seu envolvimento na manutenção desta barreira. A adesão dos probióticos à mucosa intestinal é também importante para a modulação do sistema imunitário e para o antagonismo contra os agentes patogénicos. As bactérias do ácido lático (BAL) apresentam vários determinantes de superfície que estão envolvidos na sua interação com as células epiteliais intestinais (CEI) e o muco. As IECs segregam mucina, que é uma mistura complexa de glicoproteínas que é o principal componente do muco, impedindo assim a adesão de bactérias patogénicas. As interações complexas e dinâmicas que existem entre o epitélio intestinal e as bactérias no lado luminal, bem como entre o epitélio e o sistema imunitário subjacente.[67] **(Fig.10)**

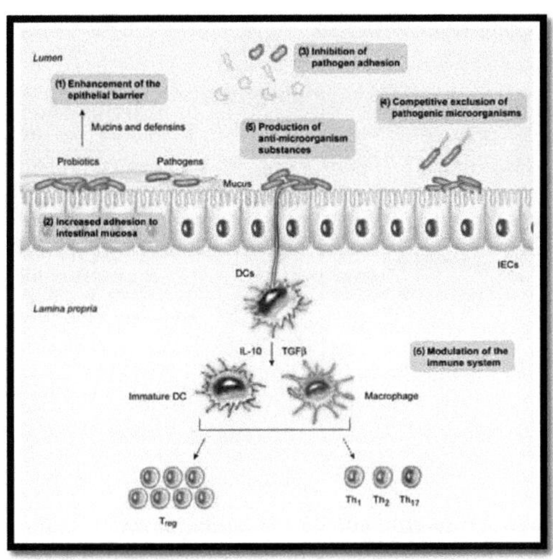

FIG 10. MECANISMO DE ACÇÃO DO PROBIÓTICO NO EPITÉLIO

QUADRO 4. POSSÍVEIS MECANISMOS DE ACÇÃO DOS PROBIÓTICOS

Mecanismo de ação/efeito	Descrição
Exclusão competitiva por nutrientes e locais de fixação **(efeito indireto contra as bactérias)**	Competição com os agentes patogénicos pelos nutrientes e pela adesão através da obliteração dos locais de fixação das células do hospedeiro, formando uma barreira física e impedindo a adesão dos agentes patogénicos, além da libertação de secreção mucosa
Ação antimicrobiana de produtos resultantes do metabolismo microbiano (efeito direto contra as bactérias)	<ul><li>Libertação de substâncias orgânicas e inorgânicas compostos ácidos com consequente redução do pH do meio.</li><li>Criação de um ambiente hostil para as bactérias patogénicas e ação no seu metabolismo celular.</li><li>Inativação do biofilme microbiano toxinas e seus receptores.</li></ul>
Imunomodulação do sistema imunitário inato e adaptativo do hospedeiro.	Os produtos do metabolismo celular geram imunomodulação ou imunoregulação através da alteração dos perfis de citocinas e quimiocinas e da ativação de células do sistema imunitário.

MECANISMO DE REGULAÇÃO IMUNITÁRIA PELOS PROBIÓTICOS:

1. Mecanismo de regulação imunitária, envolvendo duas categorias distintas de probióticos **imunoestimuladores e imunoreguladores (Fig. 11)**.

2. **Os probióticos imunoestimuladores** têm a capacidade de atuar contra as infecções e as células cancerígenas, induzindo a produção de IL-12, que ativa as células NK e desenvolve as células Th1. Estes probióticos actuam também contra a alergia através de um equilíbrio entre Th1 eTh2.

3. **Os probióticos imunoreguladores** têm sido caracterizados pela produção de IL-10 e de células Treg, o que resulta numa diminuição das alergias, das DII, das doenças auto-imunes e das respostas inflamatórias.[68]

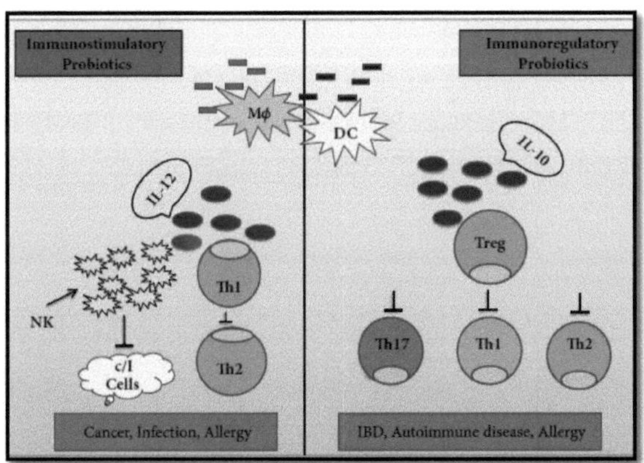

FIG 11. MECANISMO DE REGULAÇÃO IMUNITÁRIA PELOS PROBIÓTICOS

IMUNOMODULAÇÃO DOS PROBIÓTICOS :

Os efeitos imunomoduladores e os benefícios clínicos para a saúde dos probióticos têm sido atractivos no tratamento de várias doenças degenerativas. As propriedades dos probióticos incluem **efeitos sobre a imunidade,** tais como antipatogenicidade, antiobesidade e actividades diabéticas, anti-inflamatórias, anticancerígenas, antialérgicas e angiogénicas e resultam em efeitos sobre o sistema nervoso central (SNC), enquanto a eficácia depende em grande medida do mecanismo de ação. O efeito imunomodulador dos probióticos é atribuído à **libertação de citocinas**, incluindo *interleucinas (ILs), factores de necrose tumoral (TNFs), interferões (IFNs), fator de crescimento transformador (TGF) e quimiocinas de células imunes (linfócitos, granulócitos, macrófagos, mastócitos, células epiteliais e células dendríticas (DCs)* que regulam ainda mais o sistema imunitário inato e adaptativo. Foi relatado que os componentes da parede celular de *Bifidobacteria* e *Lactobacilli*, como o ácido lipoteicóico, **estimulam a NO sintase**, que é potencial no mecanismo de morte celular infetado por patógenos (NO) apresentado por macrófagos através da secreção de TNF-□. Além disso, dois receptores de fagocitose de superfície (FcγRIII e recetor do tipo ferramenta (TLR)) também são regulados positivamente pelo NO. Foi relatado que os probióticos **interagem com enterócitos e células dendríticas, Th1, Th2 e Treg no intestino** e modulam a imunidade adaptativa em ação pró e / ou anti-inflamatória. [68] **(Fig.12)**

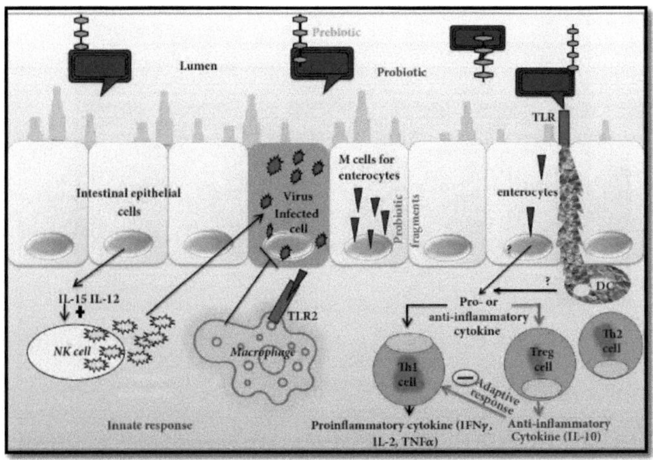

FIG 12. IMUNOMODULAÇÃO DOS PROBIÓTICOS

MECANISMO DE ACÇÃO NA CAVIDADE ORAL :

Para serem eficazes na cavidade oral, os probióticos devem suportar as condições ambientais orais, aderir e colonizar as superfícies orais, inibir os agentes patogénicos e/ou atrasar a colonização por estirpes patogénicas. Além disso, não devem fermentar os açúcares para evitar a diminuição do pH e a desmineralização do esmalte, devem dificultar a organização da matriz extracelular responsável pela formação do biofilme, limitar a produção de produtos citotóxicos por bactérias patogénicas e alterar beneficamente os parâmetros bioquímicos que influenciam a placa dentária (por exemplo, componentes salivares, capacidade tampão) **(Fig. 13)**.[69]

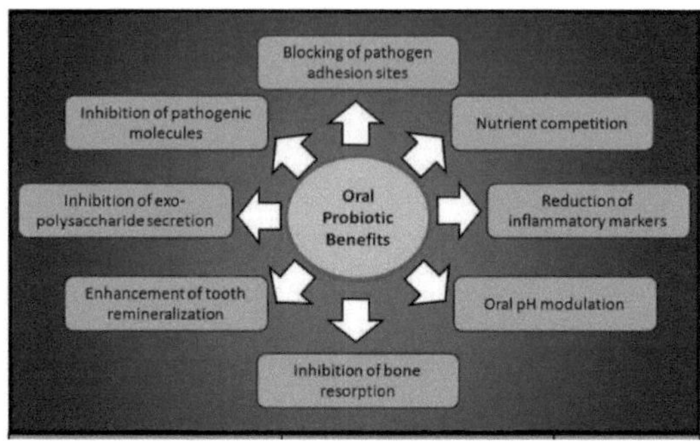

FIG 13. POTENCIAIS OBJECTIVOS E MECANISMOS DOS PROBIÓTICOS ORAIS PARA MELHORAR A SAÚDE ORAL

OS MODOS DE ACÇÃO DIRECTOS E INDIRECTOS A ABORDAR POR UMA TERAPÊUTICA PROBIÓTICA

QUADRO 5. MODOS DE ACÇÃO DIRECTOS E INDIRECTOS DOS PROBIÓTICOS NA CAVIDADE ORAL[1]

MODO DE ACÇÃO	BENEFÍCIOS DOS PROBIÓTICOS ORAIS
DIRECTO	1. Inibição da molécula patogénica 2. Redução dos marcadores inflamatórios
INDIRETO	1. Bloqueio dos locais de adesão dos agentes patogénicos 2. Inibição da reabsorção óssea 3. Modulação do pH oral 4. Concorrência de nutrientes

A cavidade oral é um ecossistema dinâmico, com alterações ambientais e interações permanentes em que as bactérias comensais limitam a colonização de microrganismos patogénicos. O microbiota oral é heterogéneo e diversificado, e o seu desequilíbrio leva ao aparecimento das principais doenças orais, como a periodontite e a cárie dentária. O tratamento convencional destas doenças envolve a remoção da placa bacteriana por meios mecânicos e a terapia com medicamentos antimicrobianos, que pode ter uma eficácia limitada devido à resistência aos medicamentos. É necessário procurar alternativas e adjuvantes para as abordagens terapêuticas e preventivas convencionais e os probióticos podem desempenhar um papel importante.

LISTA DE MICRORGANISMOS

Os seguintes probióticos foram geralmente reconhecidos como seguros pela Food and Drug Administration nos Estados Unidos: *Lactobacillus reuteri* DSM 17938; *Lactobacillus acidophilus, Lactobacillus lactis, Pediococcus acidilactici; Lactobacillus casei* subsp. *rhamnosus* GG; *Bifidobacterium longum* BB536; *Bifidobacterium lactis* Bb12 e *Streptococcus thermophilus* Th4; *Carnobacterium maltaromaticum* CB1; *S. cerevisiae* ML01 e *Saccharomyces cerevisiae* ECMo0. As estirpes mais populares são representadas pelos géneros ***Lactobacillus, Bifidobacterium*** e ***Streptococcus***.[70]

QUADRO 6. LISTA DE ESTIRPES PROBIÓTICAS [71]

ESPÉCIES	ESTRADAS
LACTOBACILOS	Lactobacillus johnsonii LA 1
	Lactobacillus acidophilus
	Lactobacillus rhamnosus GG
	Lactobacillus acidophilus NFCM
	Lactobacillus casei Shirota
	Lactobacillus bulgaricus
	Lactobacillus acidophilus LA5
	Lactobacillus gasseri
	Lactobacillus reuteri
	Lactobacillus lactis
	Lactobacillus plantarum
BIFIDOBACTÉRIAS	Bifidobacterium bifidum
	Bifidobacterium longum
	Bifidobacterium breve
	Bifidobacterium infantis
	Bifidobacterium adolescentis
	Bifidobacterium animalis
OUTROS	Enterococcus faecalis
	Escherichia coli
	Streptococcus thermophilus
	Bacillus cereus
	Clostridium butyricum

	Propionibacterium freundsreichii subspp. shermanii
	Lactococcus lactis

ESPÉCIES DE LACTOBACILOS:

1. *O Lactobacillus acidophilus* pode transformar a lactose em ácido lático. *L. acidophilus*. O consumo de bactérias probióticas *L. acidophilus* La5 foi eficaz na redução de *S. mutans* salivares, mas mostrou um efeito residual mínimo.[72]

2. *O Lactobacillus paracasei* é uma bactéria Gram-positiva que influencia outros organismos através do comensalismo. À semelhança do *L. acidophilus*, o *L. paracasei* está presente nos produtos lácteos e também nos vegetais em fermentação.

3. Verificou-se que *o L. paracasei* **8700:2** combate a infestação por *Helicobacter pylori* e *Salmonella enterica*.

4. *O Lactobacillus plantarum* foi isolado pela primeira vez a partir de amostras de saliva. O peróxido de hidrogénio é um produto final desta reação que apresenta uma atividade antimicrobiana e uma ação bacteriostática contra o crescimento de agentes patogénicos.

5. *O Lactobacillus rhamnosus*, considerado principalmente como um subtipo de *L. casei*, é capaz de inibir a proliferação de microrganismos nocivos *no* intestino grosso. *O L. rhamnosus* pode inibir a formação de biofilme reduzindo a produção de glucanos pelo *Streptococcus mutans*.

6. *O L. reuteri* coloniza naturalmente o trato alimentar da maioria dos seres humanos após o consumo de produtos lácteos e torna-se o principal organismo na formação da microflora intestinal. Produz reuterina, uma substância semelhante a um antibiótico. A reuterina é potente contra bactérias Gram positivas e negativas, fungos e protozoários. Contribui igualmente para a produção de ácido lático e ativa os monócitos LPS.[70]

7. *L. bulgaricus* foram selecionados e as suas propriedades funcionais, incluindo a capacidade de reduzir a antigenicidade de β-Lg, as propriedades

probióticas, a capacidade de produzir BAs, a suscetibilidade a antibióticos e a atividade hemolítica foram caracterizadas, garantindo a segurança para uma produção comercial de probióticos.[73]

8. As estirpes de *Lactobacillus gasseri* **UBLG36 e** *Lactobacillus johnsonii* **UBLJ01** mostraram a capacidade de sobreviver a condições ácidas e de fluido vaginal simulado e de aderir à mucina. *Lact. gasseri* UBLG36 e *Lact. johnsonii* UBLJ01 produziram ácido d- e l-lático, enquanto *Lact. crispatus* UBLCp01 produziu peróxido de hidrogénio e ácido d- e l-lático. Estas estirpes têm a capacidade de prevenir/tratar a disbiose vaginal e de manter um ecossistema vaginal saudável.[74]

MECANISMO DE ACÇÃO DAS ESPÉCIES DE LACTOBACILLUS: (Fig.14)

Pensa-se que as bactérias probióticas medeiam efeitos positivos através de mecanismos sistémicos e locais. Estes mecanismos podem ser divididos em

1) interferência com outras bactérias; capacidade de excluir ou inibir agentes patogénicos, 2) modulação das respostas imunitárias do hospedeiro, resultando em efeitos locais e sistémicos,

3) influenciar/aumentar a função da barreira epitelial intestinal.

- O **efeito local** é o efeito que os lactobacilos probióticos têm quando interagem com outras bactérias no biofilme e impedem o crescimento de agentes patogénicos através da produção de peróxido de hidrogénio, bacteriocinas e ácidos orgânicos. Enquanto os ácidos orgânicos baixam o pH, o que promove o crescimento de bactérias tolerantes ao ácido, a produção de bacteriocinas pode inibir o crescimento de outras espécies patogénicas.

- Pensa-se que **os efeitos sistemáticos** são mediados por vias imunológicas. Cada estirpe probiótica está associada a um perfil único de citocinas segregadas por linfócitos, enterócitos ou células dendríticas que interagem com a bactéria específica. Os efeitos imunológicos são observados na mucosa, ou seja, aumento da produção de IgA, estimulação da atividade dos macrófagos e aumento da fagocitose. Isto resulta numa melhor resistência da mucosa, que pode contrariar a translocação bacteriana.[75]

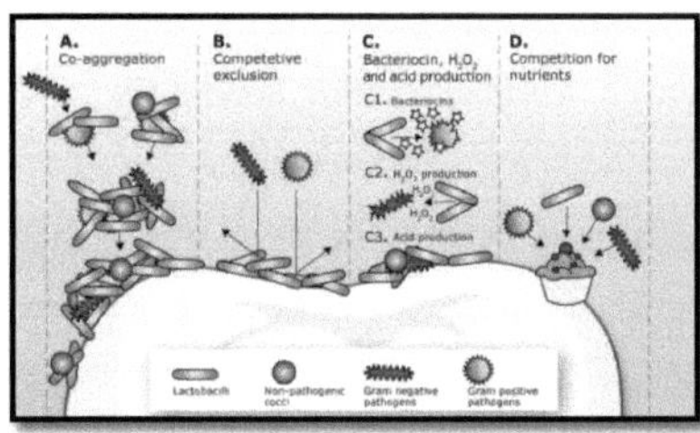

FIG. 14: MECANISMOS PROPOSTOS PARA OS EFEITOS LOCAIS DOS LACTOBACILOS PROBIÓTICOS NOS MICRORGANISMOS.[27]

BIFIDOBACTERIUM :

As espécies de *Bifidobacaterium* incluem quatro estirpes probióticas: *Bifidobacterium longum*, *Bifidobacterium bifidum*, *Bifidobacterium animalisandi* e *Bifidobacterium breve*.

1. *A Bifidobacterium longum* **(Fig.15a)** é uma bactéria Gram-positiva que é pioneira na colonização do trato alimentar infantil. A presença destas bactérias aumenta a tolerância à lactose, a prevenção da diarreia, as alergias alimentares e a redução da colonização por agentes patogénicos. Esta adesão é reforçada pelo ácido lipoteicóico (um elemento da parede celular do *B. longum*). Uma certa parte de determinadas estirpes *de B. longum* demonstra também propriedades antioxidantes: a inibição do ácido linoleico sob a forma de peróxido. Estes microrganismos ligam-se e inactivam os ácidos biliares, reduzindo assim o nível de colesterol no organismo.

2. *O B. bifidum* incorpora-se na mucosa do intestino grosso e da vagina e impede a colonização de espécies de *Salmonella, E. coli* e *Clostridium*. A sua atividade baseia-se na produção de ácido lático e acético. Este reduz os níveis de pH no intestino e impede o crescimento de agentes patogénicos. Isto também permite uma maior absorção de ferro, zinco, cálcio e magnésio. Estes microrganismos podem ser aplicados no tratamento da cirrose

hepática, na regulação da função intestinal pós-antibiótica, na obstipação e nas perturbações digestivas dos bebés.

3. **B. animalis** (**Fig.15b**) é um anaeróbio Gram-positivo que inibe o intestino grosso da maioria dos mamíferos, incluindo os humanos: *B. animalis* e *B. lactis*, contemporaneamente identificadas como uma só, tinham sido classificadas como separadas. Os leites fermentados que contêm *B. animalis* são utilizados para tratar doentes com SII (síndroma do intestino irritável).

4. A presença de *B. breve* no intestino inibe o desenvolvimento de *E. coli* e, na vagina, afecta o crescimento de *Candida albicans*. A principal função destas bactérias é conduzir o processo de fermentação de açúcares e a produção de ácido lático e acético.[70]

5. *Verificou-se que a* **B. infantis** *é* mais benéfica em bebés prematuros. Os probióticos compostos que contêm *B. infantis* podem ser uma opção terapêutica eficaz para os doentes com SII.[76]

6. A administração de **B. adolescentis** resultou numa redução significativa do colesterol total e do colesterol de baixa densidade (LDL-C).[77]

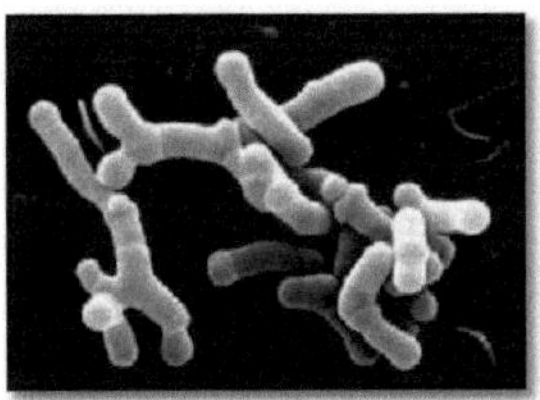 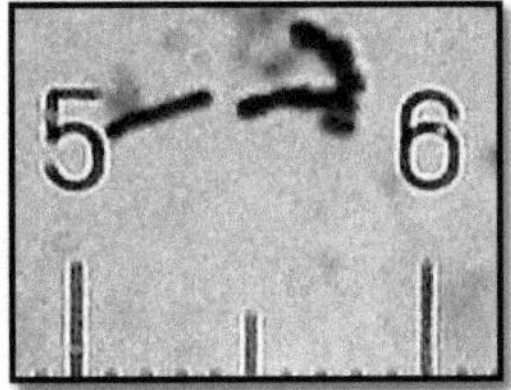

FIG 15.a) ***Bifidobacterium longum*** b) ***B. animalis***
FONTE : https://en.wikipedia.org/wiki/Bifidobacterium

ESPÉCIES DE ESTREPTOCOCOS:

As espécies de *Streptococcus*: *S. salivarius* e *S. thermophiles*.

1. ***O S. thermophilus*** foi recentemente classificado como um subtipo do primeiro (*S. salivarius subsp. thermophilus*). É o único do grupo dos *viridans* que não se encontra naturalmente na microflora bacteriana fisiológica humana. A fermentação é o principal processo conduzido pelo

S. *thermophilus*. Esta reação leva à produção de lactato a partir da lactose. O microrganismo também apresenta uma capacidade de metabolizar glucose, frutose, galactose e sacarose, sendo desprovido de factores de virulência, tais como a capacidade de adesão. **(Fig.16a)**

2. ***O S. salivarius* K12** demonstra uma atividade antimicrobiana contra estas bactérias e, consequentemente, participa na terapia natural do mau cheiro. **(Fig.16b)**

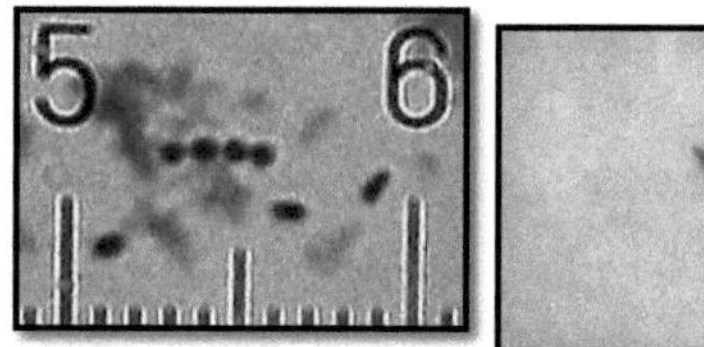

FIG 16.a) *S. thermophilus* b) *S. salivarius* **K12**
FONTE : https://en.wikipedia.org/wiki/Bifidobacterium

ENTEROCOCCUS FAECALIS : Verificou-se que as bactérias são tolerantes às condições adversas do trato gastrointestinal (acidez e sais biliares). Eram produtores de biofilme baixos a moderados, podem aderir às células intestinais Caco-2/TC7 e reforçar a barreira intestinal através do aumento da resistência eléctrica transepitelial (TER). *E. faecalis* OB14 e OB15 para modular a reação inflamatória em linhas celulares intestinais humanas. *A E. faecalis* EC16, isolada de um recém-nascido saudável, pode induzir a citocina anti-inflamatória IL-10 no intestino através do PPAR-gama e eliminar as respostas inflamatórias. *A E. faecalis* de bebés saudáveis modula a inflamação através das vias de sinalização MAPK.[78]

ESCHERISIA COLI : Symbioflor 2 e E. coli *Nissle* utilizados no tratamento de IBD. A aplicação histórica de *E. coli probiótica* para combater as infecções gastrointestinais nos seres humanos foi substituída por antibióticos descobertos posteriormente, que proporcionaram um tratamento mais eficaz. Com base em extractos de *E. coli*, como o lípido A, foi considerada a possibilidade de tratar o cancro com bactérias. Demonstrou-se que os tumores mamários humanos estabelecidos em ratos recolhem bactérias como a *E. coli* ou *a Salmonella* Typhimurium após injeção intravenosa.

BACILLUS CEREUS : As estirpes do grupo Bacillus cereus têm sido amplamente utilizadas como probióticos para seres humanos, animais destinados à alimentação, plantas e remediação ambiental. Paradoxalmente, B. cereus é responsável por síndromes gastrointestinais e não gastrointestinais e representa um importante agente patogénico oportunista de origem alimentar. Os esporos de Bacillus spp. têm sido amplamente utilizados como ingredientes probióticos. As estirpes de B. cereus (por exemplo, B. cereus ATCC 14893) não só foram registadas para a estimulação do sistema imunitário e a síntese de diferentes antimicrobianos.[79]

CLOSTRIDIUM BUTYRICUM : Esta estirpe induz macrófagos produtores de interleucina-10 na mucosa inflamada através da via do recetor Toll-like 2/ gene 88 de resposta primária de diferenciação mieloide para prevenir a colite aguda experimental. O sistema imunitário intestinal interage com o microbiota intestinal e mantém a homeostasia intestinal.[80]

LACTOCOCCUS LACTIS : O Lactococcus lactis desempenha um papel fundamental nos sectores alimentar, dos lacticínios e da saúde. Os benefícios para a saúde da atividade probiótica deste organismo são geralmente específicos da espécie e da estirpe e dependem da sua sobrevivência no trato gastrointestinal em número suficiente. Certas estirpes têm a capacidade de produzir um péptido antimicrobiano denominado **nisina**, que apresenta um potencial conservante. Aplicação de Lactococcus lactis bacteriocinogénico nos sectores alimentar e dos lacticínios para conservar os alimentos de forma natural e contribuir para a promoção da saúde devido à atividade probiótica.[81]

ESPÉCIES DE PROPIONIBACTERIUM : As propionibactérias são mesófilos, Gram positivos, catalase positivos, bastonetes pleomórficos não móveis, não formadores de esporos e bactérias anaeróbias a aerotolerantes. Tradicionalmente, as propionibactérias são divididas em dois grupos principais: **as propionibactérias "clássicas ou lácteas"** e as **"cutâneas"**. As espécies lácteas incluem Propionibacterium acidipropionici, P. jensenii, P. thoenii e ambas as subespécies de P. freudenreichii. As propionibactérias dos produtos lácteos são capazes de prevenir infecções e alergias, promover a maturação do sistema imunitário e reduzir o risco de cancro porque se ligam a compostos cancerígenos (micotoxinas, lactinas de plantas e metais pesados). [82]

PROBIÓTICOS NA SAÚDE EM GERAL

Os probióticos têm sido associados à saúde intestinal e a maior parte do interesse clínico tem-se centrado na prevenção ou no tratamento de infecções e doenças gastrointestinais, no reforço da resposta imunitária adaptativa, no tratamento ou na prevenção de infecções do trato urogenital e respiratório e na prevenção ou alívio de alergias e doenças atópicas em bebés.[83]

DOENÇAS GASTROINTESTINAIS :

Os ensaios clínicos avaliaram a capacidade de um probiótico para tratar eficazmente certas doenças agudas e crónicas, uma vez que muitos distúrbios intestinais têm sido relacionados com um microbiota gastrointestinal desequilibrado. A causa da intolerância à lactose é a produção reduzida de beta-galactosidase. Os produtos lácteos fermentados têm um tempo de trânsito mais longo através do trato gastrointestinal e ajudam ainda mais a digestão da lactose. [84] Reid G *et al.* realizaram um estudo em animais em que a ingestão diária de *L. rhamnosus* GR-1, *L. fermentum* RC-14 (conhecido por inibir o crescimento de *Salmonella* spp.), ou *L. rhamnosus* GG levou a um aumento da produção de IgA secretora e da atividade fagocítica e a uma redução significativa da infeção local e invasiva (fígado e outros órgãos) por salmonelas.[85] Pochapin M *et al.*, um estudo prospetivo, aleatório e controlado por placebo demonstrou que *L. rhamnosus* GG em combinação com antibióticos padrão reduziu a taxa de recorrência de 3 semanas de infeção por *C.difficile* e melhorou o bem-estar do paciente com o desaparecimento precoce de cólicas abdominais e diarreia. [86] No entanto, nem todos os estudos clínicos demonstraram eficácia. Lewis SJ *et al.*, realizaram um estudo prospetivo, aleatório, duplamente cego, controlado por placebo, em que 302 doentes hospitalizados a tomar antibióticos foram escolhidos aleatoriamente para receber *Lactobacillus* sp. estirpe GG (2 X10^{10} CFU/dia) ou placebo durante 14 dias. A diarreia desenvolveu-se em 39 (29,3%) dos 133 pacientes do grupo GG e em 40 (29,9%) dos 134 pacientes que receberam placebo. Duas falhas potenciais nesse estudo foram o facto de apenas algumas infecções por *C. difficile* terem sido detectadas após o desenvolvimento de diarreia e o facto de os doentes terem autorelatado a consistência das fezes. Assim, os resultados não provam ou refutam a capacidade dos lactobacilos para tratar a diarreia associada a antibióticos.[87]

MODULAÇÃO DO SISTEMA IMUNITÁRIO :

Estirpes específicas de probióticos são capazes de estimular e modular vários aspectos das respostas imunitárias naturais e adquiridas. A suplementação com probióticos é capaz de proporcionar proteção contra várias doenças crónicas através da regulação negativa das citocinas inflamatórias relacionadas com o sistema imunitário ou da indução de mecanismos reguladores de uma forma específica para cada estirpe. [84] David R *et al.*, Bifidobacteria e Lactobacilli impedem a proliferação de bactérias patogénicas competindo com os agentes patogénicos pelos nutrientes; estimulando a libertação de substâncias antimicrobianas, especialmente a mucina (MUC) que ativa os genes MUC 2 e MUC 3 e impede os agentes patogénicos de aderirem à barreira epitelial; e inibindo os agentes patogénicos com as moléculas antimicrobianas que segregam.[88] Mohan *et al.* observaram que as bifidobactérias administradas a bebés prematuros afectam positivamente o seu microbiota intestinal, aumentando a quantidade de AGCC nas fezes, diminuindo a predominância de Escherichia coli e Bacteriodetes e diminuindo a amónia fecal e os indóis.[89] Gill HS *et al.* realizaram um estudo sobre L. rhamnosus HN001 e B. lactis HN109 e concluíram que existe um aumento do potencial citotóxico e da atividade das células assassinas naturais, estimulando o aumento da produção de IL-15 e IL-22.[90]

ANTI-INFLAMAÇÃO :

Sichetti *et al.* realizaram um estudo para verificar os efeitos anti-inflamatórios de uma formulação probiótica de *Lactobacillus rhamnosus, Bifidobacterium lactis* e *Bifidobacterium longum (Serobioma).* Os efeitos imunomoduladores da formulação probiótica foram investigados na linha celular de macrófagos humanos THP1 e em macrófagos derivados de células mononucleares do sangue periférico humano ex vivo. A formulação probiótica induziu um aumento significativo na produção da citocina anti-inflamatória interleucina-10 (IL-10) e foi capaz de diminuir a secreção das principais citocinas pró-inflamatórias IL-1β e IL-6 em 70% e 80%, respetivamente. [91]

Lee YK e Wu HJ et al. num modelo de artrite dependente de células Th17 e EAE, demonstraram que a colonização com bactérias filamentosas segmentadas é capaz de desencadear a doença, indicando que as bactérias intestinais têm um efeito imunitário sistémico que se estende para além do local da mucosa.[92]

EFEITO ANTI-ALÉRGICO:

As bactérias probióticas são eficazes no tratamento de doenças alérgicas. Uma vez que a histamina desempenha um papel central nas doenças alérgicas, é possível que as bactérias probióticas afectem a sinalização da histamina relacionada com a alergia. Dev *et al.* realizaram um estudo para investigar os efeitos do Lac-B, uma mistura de Bifidobacterium infantis e Bifidobacterium longum liofilizados, na sinalização da histamina num modelo de alergia nasal em ratos. Os ratos foram sensibilizados e provocados com tolueno 2,4-diisocianato (TDI) durante 3 semanas, o que resultou em sintomas semelhantes aos da alergia e no aumento da expressão dos genes do recetor H1 da histamina (H1R) e da histidina descarboxilase (HDC), juntamente com uma atividade elevada da HDC, níveis de histamina e atividade de ligação na mucosa nasal. Administraram Lac-B por via oral aos ratos e verificaram que reduzia significativamente os sintomas alérgicos ao suprimir a expressão dos genes H1R e HDC. Isto levou a uma diminuição dos níveis de proteína H1R e HDC, bem como do conteúdo de histamina na mucosa nasal. O estudo sugere que os probióticos como o Lac-B podem ter um novo papel na prevenção de doenças alérgicas através da inibição da sinalização da histamina.[93] Jain *et al.* realizaram um estudo para avaliar os efeitos antialérgicos do probiótico Dahi (iogurte) contendo estirpes bacterianas específicas em ratinhos com alergias induzidas pela ovalbumina. Os ratos foram injectados com ovalbumina para induzir alergias e foram divididos em diferentes grupos de dieta: dieta padrão (controlo), leite, Dahi de controlo ou Dahi probiótico durante 21 dias. O estudo demonstra que o Dahi probiótico suprimiu eficazmente as respostas alérgicas induzidas pela ovalbumina. Isto foi caracterizado por níveis mais baixos de IgE total e específica da ovalbumina, redução da proliferação de linfócitos e uma mudança de uma resposta imunitária específica de Th2 para uma resposta específica de Th1.[94]

ASTHMA :

Rose *et al.* investigaram a eficácia do Lactobacillus rhamnosus GG na prevenção da sensibilização e da asma em 131 bebés (6-24 meses de idade) em situação de risco, como por exemplo, com pelo menos dois episódios de pieira e uma história familiar de primeiro grau de doença atópica. A suplementação durou seis meses. O desenho do estudo incluía um braço placebo. O Lactobacillus rhamnosus GG reduziu significativamente o número de sensibilizações, tanto após seis meses como num novo período de acompanhamento de seis meses. Para além disso, os indivíduos com sensibilização pré-existente tiveram mais queixas ligeiras de asma.[95] Miraglia Del Giudice M *et al.* realizaram um estudo aleatório, em dupla ocultação e controlado por placebo, que avaliou o efeito da administração oral de Lactobacillus reuteri na inflamação das vias respiratórias em 50 crianças (6-14 anos de idade) com asma persistente ligeira e alergia aos ácaros do pó da casa. O tratamento probiótico teve a duração de dois meses. O Lactobacillus reuteri diminuiu significativamente os valores da fração de óxido nítrico exalado (FeNO) e os níveis de IL-2; aumentou significativamente os níveis de IL-10. Assim, este RCT demonstrou que o Lactobacillus reuteri atenuou a inflamação de tipo 2 em crianças asmáticas.[96]

DERMATITE ATÓPICA :

Lin *et al.* realizaram um estudo para avaliar a utilização de probióticos na prevenção e no tratamento do eczema infantil, examinando as alterações nos níveis de Bifidobactérias intestinais e o índice Scoring Atopic Dermatitis (SCORAD) em bebés com eczema antes e depois do tratamento com probióticos. Um total de 40 bebés com eczema foram divididos aleatoriamente em grupos de tratamento e de controlo. O índice SCORAD foi avaliado antes e depois do tratamento, e a quantidade de Bifidobacterium bifidum nas fezes foi medida através da análise da reação em cadeia da polimerase quantitativa 16S rRNA/DNA. Após quatro semanas de tratamento com cápsulas viáveis triplas de B. bifidum, os níveis de B. bifidum aumentaram significativamente e o índice SCORAD diminuiu notavelmente em comparação com os valores antes do tratamento. Em contraste, o grupo de controlo não apresentou alterações significativas no conteúdo de B. bifidum ou no índice SCORAD após quatro semanas. Além disso, o grupo tratado apresentou níveis significativamente mais elevados de B. bifidum nas suas fezes e um índice SCORAD significativamente mais baixo em comparação com o grupo de controlo após o tratamento. A suplementação com probióticos demonstrou um efeito positivo na prevenção e no tratamento do eczema infantil, tal como evidenciado pelo aumento dos níveis de B. bifidum e pela diminuição do índice SCORAD no grupo tratado.[97] Gore C *et al.*, realizaram um estudo para investigar o impacto da suplementação dietética com Lactobacillus paracasei CNCM I-2116 ou Bifidobacterium lactis CNCM I-3446 em bebés com eczema com idades entre os 3 e os 6 meses. O resultado primário foi a gravidade do eczema medida pela pontuação SCORing Atopic Dermatitis (SCORAD) três meses após a aleatorização. Os resultados secundários incluíram as pontuações SCORAD noutros momentos, a qualidade de vida na dermatite infantil (IDQoL), a permeabilidade gastrointestinal, a proteína eosinofílica urinária X, a sensibilização a alergénios e os sintomas alérgicos até aos 36 meses de idade. Foram recrutados 208 bebés com eczema diagnosticado por um médico, dos quais 137 foram aleatorizados para receber suplementos diários de L. paracasei, B. lactis ou um placebo durante três meses, enquanto seguiam uma dieta sem lacticínios. Foram também incluídos dois grupos de observação: bebés exclusivamente amamentados e bebés alimentados com fórmula padrão. A gravidade do eczema melhorou ao longo do tempo em todos os grupos, mas não houve diferença significativa entre os grupos aleatorizados após o período de tratamento de 12 semanas. Isto manteve-se verdadeiro mesmo quando se considerou a sensibilização aos alergénios ou se analisaram apenas os bebés sensibilizados. Os resultados secundários também não mostraram quaisquer diferenças significativas. Em última análise, o estudo não encontrou qualquer benefício terapêutico na toma de suplementos com B. lactis ou L. paracasei como adjuvante do tratamento tópico de base para o eczema, nem qualquer efeito na progressão da doença alérgica entre 1 e 3 anos de idade.[98]

DIABETES:

A diabetes mellitus é classificada em duas classes principais. A diabetes mellitus tipo 1 está relacionada com a destruição das células beta pancreáticas e com a incapacidade de produzir insulina. A diabetes mellitus tipo 2 está associada a uma diminuição da produção de insulina ou a um aumento da resistência à insulina, estando sobretudo associada à obesidade. Realizaram um estudo para investigar os efeitos dos probióticos no controlo glicémico, no perfil lipídico, na inflamação, no stress oxidativo e nos ácidos gordos de cadeia curta em doentes com DM2. Foi um estudo duplamente cego, aleatório, controlado por placebo, em que 50 voluntários consumiram diariamente 120 g/d de leite fermentado durante 6 semanas. Os participantes foram divididos em dois grupos: grupo probiótico, que consumiu leite fermentado contendo Lactobacillus acidophilus La-5 e Bifidobacterium animalis subsp *lactis* BB-12. e grupo de controlo, que consumiu leite fermentado convencional. Após 6 semanas, houve uma diminuição significativa nos níveis de frutosamina e a hemoglobina A_1 c tendeu a ser menor no grupo probiótico. O TNF-α e a resistina foram significativamente reduzidos nos grupos probiótico e de controlo, enquanto a IL-10 foi significativamente reduzida.[99] Ejtahed *et al.* realizaram um estudo para avaliar os efeitos do iogurte probiótico e convencional na glicemia e no estado antioxidante em pacientes diabéticos tipo 2. Tratou-se de um ensaio clínico controlado, duplamente cego. 64 pacientes com diabetes mellitus tipo 2, com idades compreendidas entre os 30 e os 60 anos, foram distribuídos por dois grupos. Os pacientes do grupo de intervenção consumiram 300 g/d de iogurte probiótico contendo *Lactobacillus acidophilus* La5 e *Bifidobacterium lactis* Bb12 e os do grupo de controlo consumiram 300 g/d de iogurte convencional durante 6 semanas. O iogurte probiótico diminuiu significativamente a glicemia em jejum e a hemoglobina A1c e aumentou as actividades da superóxido dismutase eritrocitária e da glutationa peroxidase e o estado antioxidante total ($P < 0,05$) em comparação com o grupo de controlo. O consumo de iogurte probiótico melhorou a glicemia em jejum e o estado antioxidante em pacientes diabéticos tipo 2.[100]

OBESIDADE :

A prevalência do excesso de peso e da obesidade, que são uma consequência de uma maior ingestão de energia e de um menor consumo de energia, aumentou consideravelmente nos diferentes grupos etários. A obesidade é explicada como um índice de massa corporal (IMC) de 30 kg/m^2 ou mais, enquanto o excesso de peso é definido como um IMC entre 25 e 30 kg/m^2 . Os produtos probióticos podem afetar a obesidade através de alguns mecanismos subjacentes propostos. A modulação da composição e da função do microbiota intestinal foi sugerida como um desses mecanismos. A disbiose é comum na maioria dos indivíduos obesos, que pode ser corrigida através do consumo de probióticos. Além disso, os probióticos são capazes de melhorar a inflamação induzindo a secreção de AGCC e, simultaneamente, diminuindo o número de bactérias que produzem lipopolissacáridos. Os AGCC podem levar à regulação da hemostase energética através da estimulação dos receptores dos enterócitos e da secreção do péptido 1 semelhante ao glucagon (GLP1) e do péptido YY (PYY).[101] Chung *et al.*, na sua investigação recente, exploraram a relação entre o microbiota intestinal e várias doenças, incluindo a obesidade, levando à investigação da utilização de um tipo específico de bactérias intestinais como potencial terapêutica para a obesidade. Os cientistas isolaram mutantes de Lactobacillus com uma maior capacidade de absorção de ácidos gordos livres (AGL), que, quando administrados, resultaram numa redução da absorção de AGL pelo hospedeiro. Isto levou à inibição do aumento de peso corporal, à redução da acumulação de gordura corporal e à melhoria dos perfis sanguíneos. O Lactobacillus reuteri JBD301 foi identificado como uma estirpe particularmente eficaz neste domínio. A administração de Lactobacillus JBD301 reduziu os níveis de AGL no intestino delgado, diminuindo a sua absorção e favorecendo a sua excreção nas fezes. Estudos realizados com animais mostraram que o Lactobacillus JBD301 tinha um impacto no peso corporal semelhante ao do orlistat, um tratamento para a obesidade aprovado pela FDA. Além disso, um ensaio clínico em dupla ocultação, controlado por placebo, confirmou a eficácia do Lactobacillus JBD301 na redução do peso corporal e do IMC. Estes resultados sugerem que o Lactobacillus JBD301, que absorve AGL, poderia ser um tratamento seguro e eficaz para a obesidade.[102] Hariri *et al.* conduziram um ensaio clínico aleatório, duplamente cego e controlado e investigaram os efeitos do leite de soja probiótico e do leite de soja normal em doentes com diabetes tipo 2 (T2D). Inscreveram 40 pacientes com T2D com idades entre 35 e 68 anos e dividiram-nos em dois grupos. O grupo de intervenção consumiu 200 ml/dia de leite de soja probiótico contendo Lactobacillus planetarium A7, enquanto o grupo de controlo consumiu 200 ml/dia de leite de soja normal durante 8 semanas. O estudo não encontrou quaisquer diferenças significativas entre o leite de soja probiótico e o leite de soja normal em termos de índice de massa corporal (IMC) ou relação cintura-quadril (RCQ). O leite de soja normal não teve qualquer impacto na pressão arterial, mas o leite de soja probiótico reduziu significativamente a pressão arterial sistólica e diastólica dos pacientes. [103]

OSTEOPOROSE :

A osteoporose é uma das doenças mais relacionadas com o envelhecimento da população social. É uma doença óssea comum caracterizada pela perda óssea e pela degradação estrutural do tecido ósseo. A principal causa da osteoporose é o facto de a reabsorção óssea, dominada pelos osteoclastos, ser superior à formação óssea, dominada pelos osteoblastos, ou seja, a remodelação óssea tem um balanço negativo. [104] Nilsson AG *et al.* realizaram um estudo para investigar os potenciais efeitos benéficos da suplementação com Lactobacillus reuteri na saúde óssea de mulheres idosas com baixa densidade mineral óssea. A investigação foi um ensaio clínico aleatório, controlado por placebo e em dupla ocultação. Participaram um grupo de mulheres idosas com baixa densidade mineral óssea, que foram distribuídas aleatoriamente por dois grupos: um que recebeu um suplemento de Lactobacillus reuteri e outro que recebeu um placebo. Verificou-se que a suplementação com Lactobacillus reuteri teve um impacto benéfico na redução da perda óssea e na preservação da densidade óssea em mulheres idosas com baixa densidade mineral óssea. [105] Lei *et al.* realizaram um estudo para avaliar o efeito do tratamento probiótico na recuperação funcional de pacientes idosos com uma fratura distal do rádio. Um total de 417 pacientes idosos com uma fratura aguda do rádio distal foram incluídos neste ensaio clínico duplamente cego e controlado por placebo. Foram aleatorizados para receber leite desnatado contendo um probiótico comercial (*Lactobacillus casei* Shirota) ou placebo diariamente durante um período de 6 meses após a fratura. Os resultados do tratamento foram a pontuação DASH (incapacidades do braço, do ombro e da mão), a dor, a pontuação da síndrome da dor regional complexa (SDRC), a amplitude de movimento ativa e a força de preensão, todos medidos mensalmente. Durante todo o período do estudo, a pontuação DASH, a dor, a pontuação CRPS, a flexão do pulso e a força de preensão dos pacientes que receberam probióticos apresentaram um ritmo de melhoria significativamente mais rápido do que os que receberam placebo, com os resultados do tratamento dos pacientes que receberam *Lactobacillus casei* Shirota no mês 4 em níveis comparáveis aos dos pacientes que receberam placebo no mês 6. Em pacientes idosos com uma fratura do rádio distal, a administração do probiótico poderia acelerar consideravelmente o processo de cura.[106]

DOENÇA INFLAMATÓRIA INTESTINAL :

A doença de Crohn (DC) e a colite ulcerosa (CU) são doenças crónicas do TGI com sintomas mais ou menos comuns. Ambas são coletivamente designadas por doença inflamatória intestinal (DII). Na colite ulcerosa, apenas a mucosa e a submucosa do cólon estão inflamadas. No caso da doença de Crohn, a mucosa, a submucosa e a serosa estão inflamadas e a inflamação pode propagar-se a todo o TGI. A doença de Crohn está associada a diarreia, perda de esperas e dor abdominal. A colite ulcerosa apresenta sintomas de diarreia e hemorragia.[107] Bjarnason I *et al.*, realizaram um estudo para avaliar a eficácia de um probiótico multi-estirpes (Symprove™, Symprove Ltd, Farnham, Reino Unido) em questões de qualidade de vida e inflamação intestinal em pacientes com CU e DC assintomáticas. Tratou-se de um ensaio de centro único, aleatorizado, em dupla ocultação e controlado por placebo, realizado em doentes adultos com DII assintomática. Os doentes receberam 4 semanas de tratamento com o probiótico ou placebo (1 ml/kg/dia). Este probiótico multi-estirpes está associado a uma diminuição da inflamação intestinal em doentes com CU, mas não na DC, e é bem tolerado.[108] Alard J *et al.* efectuaram um estudo para identificar novas estirpes probióticas com elevado potencial para o tratamento da doença inflamatória intestinal. As estirpes foram selecionadas a partir de uma vasta coleção através da combinação de diferentes abordagens *in vitro* e *in vivo*, abordando tanto o potencial anti-inflamatório como a capacidade de melhorar a função de barreira intestinal. Identificaram seis estirpes com um perfil anti-inflamatório interessante nas células mononucleares do sangue periférico e com a capacidade de restaurar a barreira intestinal utilizando um modelo de permeabilidade intestinal baseado em células Caco-2 sensibilizadas com peróxido de hidrogénio. A avaliação *in vivo* em dois modelos murinos de colite induzida por ácido 2,4,6-trinitrobenzeno sulfónico revelou que algumas das estirpes exibiram actividades benéficas contra a colite aguda, enquanto outras melhoraram a colite crónica. A *Bifidobacterium bifidum* PI22, a estirpe que apresentou as capacidades mais protectoras contra a colite aguda, foi apenas ligeiramente eficaz contra a colite crónica, enquanto a *Bifidobacterium lactis* LA804, que foi menos eficaz no modelo agudo, foi a mais protetora contra a colite crónica. *O Lactobacillus helveticus* PI5 não foi anti-inflamatório *in vitro*, mas foi o melhor no reforço da barreira epitelial e, como tal, foi capaz de atenuar significativamente a colite aguda murina. Mas *o Lactobacillus salivarius* LA307 protegeu significativamente os ratinhos contra ambos os tipos de colite.[109]

CÂNCER:

O consumo de culturas probióticas pode diminuir o risco de cancro. As bactérias probióticas podem diminuir a exposição a carcinogéneos através de vários mecanismos, tais como a alteração do ambiente do intestino, diminuindo assim a população ou as actividades metabólicas das bactérias que podem gerar compostos carcinogéneos; a desintoxicação dos carcinogéneos ingeridos; e a produção de produtos e compostos metabólicos que inibem o crescimento de células tumorais e estimulam o sistema imunitário inato a defender-se melhor contra a proliferação de células cancerígenas. Zaharrudin *et al.* realizaram um estudo para determinar o efeito do consumo de probióticos contendo seis microrganismos viáveis de 30×10^{10} UFC de estirpes de *Lactobacillus* e *Bifidobacteria* durante seis meses sobre os resultados clínicos e as citocinas inflamatórias (TNF-α, IFN-γ, IL-6, IL-10, IL-12, IL-17A, IL-17C e IL-22) em doentes com cancro colorrectal. 52 doentes com cancro colorrectal foram aleatorizados quatro semanas após a cirurgia para receberem um placebo ($n = 25$) ou 30 mil milhões de unidades formadoras de colónias (UFC) de uma mistura de seis estirpes viáveis, incluindo 107 mg de *Lactobacillus acidophilus* BCMC® 12,130, *Lactobacillus lactis* BCMC® 12.451, *Lactobacillus casei subsp* BCMC® 12.313, *Bifidobacterium longum* BCMC®

02120, *Bifidobacterium bifidum* BCMC® 02290 e *Bifidobacterium infantis* BCMC® 02129 (*n* = 27). Os pacientes foram instruídos a tomar o produto por via oral duas vezes por dia durante seis meses. Assim, os probióticos contendo seis microrganismos viáveis de estirpes de *Lactobacillus* e *Bifidobacteria* são seguros para serem consumidos quatro semanas após a cirurgia em doentes com cancro colorrectal e reduziram as citocinas pró-inflamatórias (exceto o IFN-gama). Os probióticos podem modificar o microambiente intestinal, resultando numa diminuição das citocinas pró-inflamatórias.[110]

ANTI-HIPERTENSÃO :

Algumas evidências preliminares sugerem que os produtos alimentares derivados de bactérias probióticas poderiam possivelmente contribuir para o controlo da pressão arterial. Este efeito anti-hipertensivo foi documentado com estudos em ratos espontaneamente hipertensos. Dois tripeptídeos, valina-prolina-prolina e isoleucina-prolina-prolina, isolados da fermentação de um meio à base de leite por **Saccharomyces cereviseae** e **Lactobacillus helveticus** foram identificados como os componentes activos. Estes tripeptídeos funcionam como inibidores da enzima de conversão da angiotensina I e reduzem a tensão arterial.[111] Kieling *et al.*, um grupo de cientistas efectuou um ensaio aleatório, cruzado e controlado por placebo, composto por 29 mulheres, para testar a
efeito hipocolesterolémico do iogurte contendo **L.acidophilus** e **B. longum**. Este estudo cruzado foi efectuado durante 21 semanas e envolveu a administração de 300g/dia de iogurte. O resultado do estudo mostrou que o HDL aumentou significativamente.[112] Amorim *et al.,* realizaram um estudo para avaliar os mecanismos dos efeitos anti-hipertensivos do Kefir no modelo de hipertensão de dois rins e um clipe, e para bioprospecção de péptidos bioactivos identificados por metodologias proteómicas. O tratamento com Kefir resultou numa redução de 37 mmHg da pressão arterial sistólica e numa inibição de 19% da atividade da enzima de conversão da angiotensina (ACE). Foi identificada uma lista de 35 péptidos com potencial atividade hipertensiva devido à inibição da ECA. Os seus resultados

demonstraram os benefícios dos produtos de Kefir e podem orientar a conceção de novos medicamentos anti-hipertensores.[113]

INFECÇÃO UROGENITAL :

A vaginose bacteriana é uma condição vaginal anormal que se caracteriza por corrimentos vaginais e resulta de um crescimento excessivo de bactérias atípicas na vagina. Uma infeção do trato urinário é uma infeção que envolve os rins, os ureteres, a bexiga ou a uretra.[107] Ballini *et al.* realizaram um estudo para comparar a terapia probiótica versus placebo nos Valores de Stress Oxidativo (OSVs) e nas caraterísticas histológicas das infecções urogenitais em pacientes do sexo feminino. Quarenta (n = 40) pacientes diagnosticadas com infecções urogenitais recorrentes foram recrutadas para serem tratadas como grupo de teste (n = 20), recebendo probióticos, e um grupo de controlo (n = 20), recebendo um placebo semelhante, ambos durante 90 dias. Ambos os grupos foram avaliados quanto à capacidade oxidante total (teste d-ROMs) e ao potencial antioxidante biológico como atividade redutora de ferro (teste BAP) na linha de base, após 1 e 3 meses. As alterações histológicas na mucosa vaginal interna também foram investigadas durante todo o estudo. Este estudo revelou que os probióticos orais podem prevenir/reduzir as infecções urogenitais recorrentes através de uma modificação global do microbiota vaginal interno.[114] Toh *et al.* realizaram um estudo para determinar se a terapia probiótica com *Lactobacillus reuteri RC-14+Lactobacillus* GR-1 (RC14-GR1) e/ou *Lactobacillus rhamnosus GG+Bifidobacterium* BB-12 (LGG-BB12) é eficaz na prevenção da ITU (Infeção do Trato Urinário) em pessoas com LME (Lesão da Medula Espinal). Recrutámos 207 participantes elegíveis com LME e gestão estável da bexiga neurogénica. Estes foram aleatorizados para um de quatro braços: RC14-GR1+LGG-BB12, RC14-GR1+placebo, LGG-BB12+ placebo ou placebos duplos durante 6 meses. Verificou-se que não havia efeito do RC14-GR1 ou LGG-BB12 na prevenção de ITU em pessoas com LME.[115]

DOENÇA HEPÁTICA :

A microflora residente no lúmen intestinal desempenha um papel significativo na função dos hepatócitos. As alterações do tipo e da quantidade de microrganismos que vivem no trato intestinal podem resultar em disfunções hepáticas graves e prejudiciais, como a cirrose, a doença hepática gorda não alcoólica, a doença hepática alcoólica e a encefalopatia hepática.[107] Dhiman *et al.* efectuaram um estudo para avaliar a eficácia da preparação probiótica na prevenção da recorrência da hepaticencefalopatia e na redução do número de hospitalizações e da gravidade da doença hepática em doentes com cirrose. Realizaram um ensaio em dupla ocultação num hospital de cuidados terciários na Índia. Os pacientes com cirrose que tinham recuperado de um episódio de EH durante o mês anterior foram distribuídos aleatoriamente (através de alocação gerada por computador) por grupos que receberam uma preparação probiótica (VSL#3, 9×10^{11} bactérias) (n = 66) ou placebo (n = 64) diariamente durante 6 meses. Verificaram que, durante um período de 6 meses, a ingestão diária de VSL#3 reduziu significativamente o risco de hospitalização por hepaticencefalopatia, bem como as pontuações de Child-Turcotte-Pugh e do modelo de doença hepática terminal, em doentes com cirrose.[116] Roussel *et al.* realizaram um estudo para investigar a influência da administração de probióticos em doentes com doença hepática antes de serem submetidos a ressecção hepática. Tratou-se de um ensaio aleatório, duplamente cego e controlado. Os doentes com carcinoma hepatocelular ressecável desenvolvido no contexto de doença hepática crónica foram divididos prospectivamente em dois grupos de igual dimensão: um que recebeu tratamento probiótico 14 dias antes da cirurgia e o outro que recebeu placebo. Assim, verificou-se que a administração de probióticos antes de uma pequena ressecção hepática por carcinoma hepatocelular desenvolvido no contexto de doença hepática crónica compensada não parece ter impacto nos níveis de endotoxinas circulantes ou nas taxas de complicações pós-operatórias.[117]

DOENÇA RENAL CRÓNICA :

O desequilíbrio dos microrganismos que vivem na comunidade intestinal e o comprometimento do epitélio do cólon estão relacionados com a inflamação e o stress oxidativo na doença renal crónica (DRC). Os doentes com DRC estão constantemente expostos a vários factores, como a desnutrição, o edema, o stress (físico, psicológico ou farmacológico), a obstipação, a restrição alimentar e a uremia, entre outros, que comprometem a homeostasia intestinal. A suplementação com probióticos tem sido sugerida como uma terapia adjuvante para melhorar o equilíbrio da microbiota intestinal, contribuindo para a integridade da barreira intestinal e para o controlo metabólico destes doentes. Borges *et al.*, realizaram um estudo para investigar os efeitos da suplementação com probióticos na microbiota intestinal, marcadores inflamatórios e outros parâmetros em pacientes com doença renal crónica (DRC) submetidos a hemodiálise de manutenção (HD). Este estudo aleatório, em dupla ocultação e controlado por placebo incluiu 46 doentes em HD, 23 no grupo dos probióticos e 23 no grupo do placebo, que receberam os respectivos tratamentos diariamente durante 3 meses. O grupo dos probióticos recebeu uma dose diária de probióticos contendo Streptococcus thermophilus, Lactobacillus acidophilus e Bifidobacterium longum, com um total de 90 mil milhões de unidades formadoras de colónias. Verificou-se que a suplementação com probióticos não teve um impacto significativo nos marcadores inflamatórios ou no perfil da microbiota intestinal em doentes com DRC em hemodiálise de manutenção.[118]

De Mauri *et al.* realizaram um estudo aleatório, em dupla ocultação, controlado por placebo, para investigar a eficácia de uma dieta pobre em proteínas (LPD) em combinação com uma formulação probiótica (Bifidobacterium longum e Lactobacillus reuteri) na redução das toxinas tradicionais urémicas, derivadas da microbiota e proaterogénicas em doentes com doença renal crónica avançada (DRC). O ensaio envolveu inicialmente sessenta pacientes com DRC avançada que seguiram uma dieta pobre em proteínas (LPD) durante 2 meses. Após a fase de LPD, 57 indivíduos foram distribuídos aleatoriamente em dois grupos: um grupo recebeu probióticos, enquanto o outro recebeu um placebo durante os 3 meses seguintes. No grupo do placebo, 27 doentes registaram um aumento dos níveis séricos de colesterol total, colesterol LDL e fosfolipase A2 associada às lipoproteínas. O estudo ProLowCKD demonstrou que a combinação de probióticos com uma dieta pobre em proteínas pode ter benefícios adicionais no controlo e modulação de toxinas derivadas da microbiota e proaterogénicas em doentes com DRC. Embora a LPD, por si só, tenha tido efeitos positivos nos níveis de azoto ureico e de lípidos no sangue, a adição de probióticos pareceu contribuir para a redução das toxinas derivadas da microbiota, melhorando potencialmente a gestão global da DRC nestes doentes.[119]

ASSIMILAÇÃO DO COLESTEROL :

As estirpes probióticas, em particular os organismos microscópicos de ácido lático, actuam no colesterol, reduzindo o mecanismo. Os níveis de colesterol podem ser reduzidos direta ou indiretamente através da utilização de probióticos. **O mecanismo direto** envolve a inibição da síntese denovo ou a diminuição da absorção intestinal do colesterol alimentar. A diminuição da retenção do colesterol alimentar pode ser reduzida de três formas: assimilação, ligação ou degradação. As estirpes probióticas absorvem o colesterol para a sua própria digestão específica. As estirpes probióticas podem ligar-se à partícula de colesterol e são capazes de degradar o colesterol nos seus produtos catabólicos. O nível de colesterol pode ser diminuído de **forma indireta** através da desconjugação do colesterol em ácidos biliares, diminuindo assim o pool corporal agregado.[107] Ivey KL *et al.* realizaram um estudo para determinar o efeito do Lactobacillus acidophilus La5 e do Bifidobacterium animalis subsp *lactis* Bb12, fornecidos sob a forma de iogurte ou de cápsulas, na pressão sanguínea doméstica e no perfil lipídico sérico. Depois de um período de 3 semanas de washout, 156 homens e mulheres com excesso de peso, com mais de 55 anos, foram aleatorizados para um estudo paralelo de 6 semanas, em dupla ocultação, fatorial. Os quatro grupos de intervenção foram: A) iogurte probiótico + cápsulas probióticas; B) iogurte probiótico + cápsulas de placebo; C) leite de controlo + cápsulas probióticas; e D) leite de controlo + cápsulas de placebo. Cada artigo de teste probiótico forneceu uma dose mínima de *L. acidophilus* La5 e *B. animalis* subsp. *lactis* Bb12 de $3,0 \times 10^9$ CFU/d. Quando comparado com o leite de controlo, o iogurte probiótico não alterou significativamente a pressão arterial, a frequência cardíaca ou as concentrações de lípidos no soro. Da mesma forma, quando comparada com cápsulas de placebo, a suplementação com cápsulas probióticas não alterou a pressão arterial ou as concentrações de colesterol total LDLC, HDLC ou triglicéridos. Por conseguinte, as estirpes probióticas *L. acidophilus* La5 e *B. animalis* subsp. *lactis* Bb12 não melhoraram os factores de risco cardiovascular.[120] Razmpoosch *et al.* realizaram um estudo para investigar o efeito de probióticos de várias estirpes na glucose plasmática em jejum (FPG), na insulina plasmática e no perfil lipídico dos doentes. Este ensaio aleatório, duplamente cego e controlado foi realizado com 60 doentes; os indivíduos foram distribuídos aleatoriamente por 2 grupos de 30 participantes para tomarem suplementos probióticos ou placebo durante 6 semanas. O suplemento probiótico era composto por 7 estirpes viáveis de Lactobacillus, Bifidobacterium e Streptococcus. Este estudo mostrou uma diminuição significativa do nível de FPG através de suplementos probióticos multi-estirpes.[121]

VIH/SIDA :

Os probióticos parecem apoiar a manutenção de uma forte camada de epitélio intestinal, melhorar a função de barreira intestinal e estimular a imunidade inata, que actua como a primeira camada de defesa contra a translocação de partículas virais e agentes patogénicos bacterianos. Quando o sistema imunitário está bem desenvolvido, é capaz de impedir a replicação do VIH e abrandar a progressão da SIDA no hospedeiro.[107] Ettore *et al.* realizaram um estudo para investigar a redução da inflamação por probióticos em indivíduos infectados pelo VIH tratados com antiretrovirais. Recrutaram e trataram 20 humanos infectados com VIH com cART suplementado com probióticos e seguiram a inflamação e os parâmetros imunológicos e 11 indivíduos seronegativos para o VIH foram incluídos como grupo de controlo. Observamos que a TARV não normaliza os níveis de ativação imunitária em doentes seropositivos, mas a inflamação e os marcadores de translocação microbiana foram significativamente reduzidos com a suplementação com probióticos. A suplementação de cART com probióticos em indivíduos infectados com VIH pode melhorar a imunidade do trato gastrointestinal.[122] Santos *et al*, realizaram um estudo para investigar o papel dos probióticos na atenuação dos sintomas gastrointestinais em doentes com VIH e SIDA.Foi realizado um ensaio clínico randomizado aninhado a uma coorte ambulatorial para avaliar a eficácia de dois tratamentos na redução dos sintomas gastrointestinais em pacientes adultos em terapia antirretroviral que apresentavam pelo menos um sintoma gastrointestinal: 1) tratamento nutricional + placebo (6 g de maltodextrina) e 2) tratamento nutricional + sinbiótico (cepas de Lactobacillus e Bifidobacterium + 6 g de frutooligossacarídeos). O placebo e o sinbiótico foram consumidos duas vezes por dia durante seis meses. Os resultados revelaram que a diarreia diminuiu em ambos os grupos e que a utilização de sinbiótico pareceu reduzir um maior número de sintomas.[123]

COVID- 19 :

O termo probióticos inclui muitas espécies, tais como **Lactobacillus spp. (L. acidophilus, L. casei, L. rhamnosus), Bifidobacterium spp. (B. bifidum, B. longum, B. lactis), Enterococcus spp. (E. faecalis, E. faecium), Saccharomyces spp. (S. boulardii, S. cerevisiae), Leuconostoc, Pediococcus**. Os Lactobacillus spp. (L. rhamnosus) e L. Santacroce, Bifidobacterium spp. (B. lactis HN019) são normalmente tomados por produtos fermentados, como iogurtes e queijos. O Lactobacillus spp. e o Bifidobacterium spp. são os principais probióticos convencionais que podem realmente ser utilizados para o equilíbrio de um ecossistema intestinal diversificado na luta contra a SRA-Cov- 2. A administração de comprimidos probióticos multicamadas (L. paracasei, L. plantarum, L. acidophilus, L. delbrueckii, B. longum, B. infantis, B. breve, S. salivarius) a crianças admitidas na unidade de cuidados intensivos (UCI) com sépsis grave foi útil para aumentar as citocinas anti-inflamatórias (TGF-ß1, IL-10) e para diminuir os níveis de citocinas pró-inflamatórias (TNF-a, IL-6, IL-12p70, IL-17).(124) Os probióticos detêm propriedades anti-inflamatórias durante as infecções virais e contribuem para prevenir as superinfecções bacterianas. O butirato, um metabolito dos probióticos, foi encontrado na circulação portal. Liga-se a um recetor acoplado à proteína G (recetor 2 de ácidos gordos livres) nos leucócitos, estimulando a proliferação de macrófagos pulmonares e a translocação de células dendríticas. Nos pulmões, contribuem para estimular uma resposta imunitária Th2. Contemporaneamente, os probióticos demonstram um papel imunomodulador na tempestade de citocinas (IL-1B, IL-6, IL-15, IL-15, IL-17 IFN-g, TNF-α).[125]

PROBIÓTICOS NA SAÚDE ORAL

A cavidade oral, com um equilíbrio bem mantido de espécies e interações entre espécies, pode ser uma fonte potencial de bactérias probióticas promotoras da saúde. Os probióticos desempenham um papel importante no combate aos problemas relacionados com a utilização excessiva de antibióticos e a resistência antimicrobiana.[126]Na cavidade oral, os probióticos podem criar um biofilme, actuando como um revestimento protetor dos tecidos orais contra as doenças orais. Este biofilme mantém os agentes patogénicos bacterianos afastados dos tecidos orais, preenchendo um espaço que os agentes patogénicos invadiriam na ausência do biofilme e competindo com o crescimento de bactérias cariogénicas e agentes patogénicos periodontais.[127]

ACTIVIDADE PROBIÓTICA NA CAVIDADE ORAL : [1]

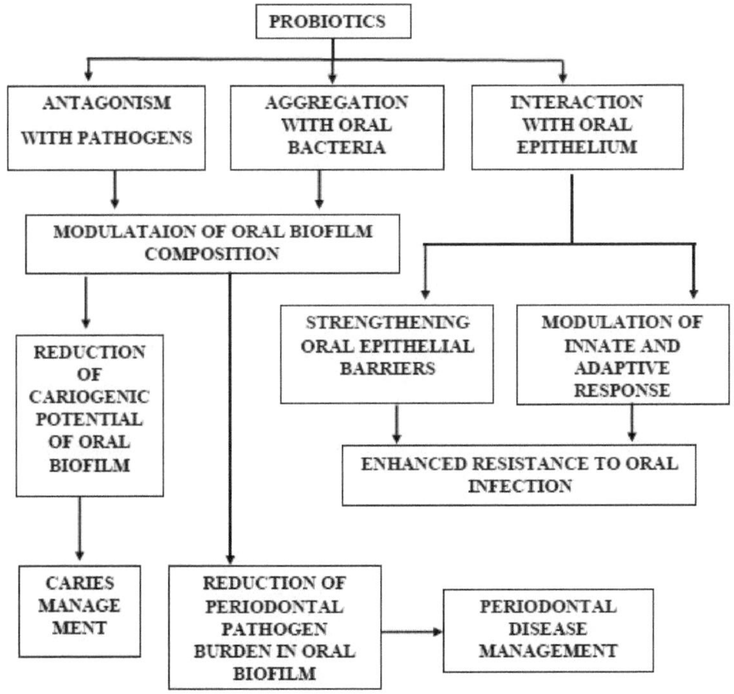

CARIES DENTAL:

Nas cáries, as espécies acidogénicas e não acidogénicas, como os *Streptococci mutans* e os Lactobacilli, aumentam em número e outras bactérias como *Propionibacterium* spp., *Bifidobacteria*, Streptococci não mutans, *Actinomyces* spp., *Veillonella* spp. e *Atopobium* spp. têm as mesmas propriedades. Teanpaisan R *et al.*, realizaram um estudo para determinar o efeito inibitório dos probióticos contra agentes patogénicos orais putativos. Um total de 357 estirpes, compreendendo 10 espécies de Lactobacillus orais, foram utilizadas como estirpes produtoras. Os resultados mostraram que os Lactobacillus orais SD1-SD6 apresentaram um forte efeito inibidor contra Strep. mutans e Streptococcus sobrinus, bem como contra os agentes patogénicos periodontais Gram-negativos Porphyromonas gingivalis e Aggregatibacter actinomycetemcomitans.[18] Jeong D *et al.*, relataram que um novo isolado, L. kefiranofaciens DD2, do kefir que inibe efetivamente S. mutans e S.sobrinus num ambiente oral in-vitro. Além disso, influenciou a formação de biofilme por estes dois agentes patogénicos, inibindo a expressão de vários genes, incluindo os que codificam o metabolismo dos hidratos de carbono, a adesão e outros mecanismos reguladores.[128] Um estudo recente de Piqué *N et al.* revelou que o L. rhamnosus GG tem o valor mais elevado de adesão e inibe o Streptococcus através da produção de diferentes componentes antimicrobianos, como o ácido orgânico, o peróxido de hidrogénio, o peróxido de carbono e as bacteriocinas diacetiladas.[129] López-López A *et al.* relataram uma nova espécie probiótica de Streptococcus, **Streptococcus dentisani**, isolada da placa dentária de indivíduos sem cáries. Foi demonstrado que a estirpe inibe o crescimento dos principais agentes patogénicos orais, como S. mutans, Fusobacterium nucleatum e Prevotella intermedia, através da produção de bacteriocinas, e também amortece o pH ácido da cavidade oral.[130] Konde et al compararam os níveis de *estreptococos mutans* na saliva, antes e depois do consumo de gelado probiótico e coalhada. O estudo revelou uma redução na contagem de *estreptococos mutans* salivares (MS) após 1 hora em todos os grupos. No entanto, após 7 dias, o gelado e a coalhada probióticos mostraram uma redução nas contagens de MS em comparação com o gelado e a coalhada de controlo. Assim, a utilização de produtos probióticos pode ser uma estratégia alternativa de substituição de microrganismos patogénicos por bactérias probióticas e pode, portanto, ser explorada para a prevenção da desmineralização do esmalte.[131]

As bactérias probióticas e a genética têm a capacidade de desalojar as bactérias cariogénicas e de as substituir por bactérias não cariogénicas. Apesar da presença de uma vasta gama de estirpes de bactérias probióticas, apenas duas estirpes são capazes de prevenir a ocorrência de cáries dentárias e estas duas bactérias são ***Streptococcus thermophilus*** e ***Lactococcus lactis***, que podem aderir à hidroxiapatite e, em seguida, podem entrar no biofilme semelhante à placa bacteriana. Estas bactérias também têm a propriedade de crescer com um microorganismo que se encontra na placa bacteriana.[132]

GINGIVITE :

A gengivite é causada pela acumulação de placa bacteriana e tártaro, levando à inflamação da gengiva ou das gengivas. O organismo causador mais comum é a Porphyromonas gingivalis, que coloniza os locais subgengivais e causa danos nos tecidos ao invadir as células epiteliais gengivais, levando à progressão de doenças inflamatórias crónicas.[133]

Duarte C *et al*, realizaram um estudo para avaliar o efeito do colutório Probiora 3 utilizado no tratamento da gengivite induzida pela placa bacteriana. O objetivo do estudo era comparar o efeito do colutório Probiora 3 com o do colutório de clorexidina. Foram selecionados 15 pacientes e divididos aleatoriamente em 3 grupos de 5 pacientes cada. Os probióticos demonstraram melhores resultados de tratamento quando comparados com o tratamento mecânico isolado e foram comparáveis aos da clorexidina.[28] Howell TH *et al*. referiram que as bactérias probióticas acidogénicas, como os **Lactobacilos, os Estreptococos e as Bifidobactérias**, libertam substâncias antimicrobianas que têm um efeito inibidor contra os agentes patogénicos através da co-agregação, da produção de subprodutos tóxicos e da competição por substratos. A nisina, um agente antimicrobiano disponível no mercado, revelou-se eficaz na redução da acumulação de placa bacteriana e da gengivite em cães beagle, em comparação com o tratamento com clorexidina e um placebo.[134] Riccia DD *et al.*, relataram que L. **salivarius TI 2711** pode reduzir a contagem de P. gingivalis. S. salivarius tem pili aderentes que contribuem para a sua aderência à mucina, um componente importante da saliva. Num estudo clínico, foi demonstrado que as pastilhas contendo **L. brevis (CD2)** reduzem a inflamação gengival, os níveis de cálculo e a sensibilidade à temperatura. No final do ensaio, todos os pacientes não apresentavam sinais de gengivite, o que pode ser atribuído às propriedades anti-inflamatórias da L. brevis (CD2).[135] Khalaf H *et al.*, relataram que as estirpes **L. plantarum 44048** e **NC8** inibem P. gingivalis através da libertação da bacteriocina PLNC8 αβ. Estes péptidos são atraídos pelo lípido A carregado negativamente e pelo grupo fosfato da molécula de lipopolissacárido (LPS), que iniciam o processo de formação de poros. Este processo aumenta a permeabilidade dos lipossomas, provocando alterações estruturais e uma rutura da integridade da membrana (39) que conduz à lise celular.[136] Nadkerny VP et al. realizaram um ensaio aleatório controlado para comparar o potencial antiplaca e anti-inflamatório de um colutório probiótico com clorexidina a 0,2% e soro fisiológico. Este estudo foi realizado durante um período de 4 semanas e foram considerados 45 indivíduos saudáveis. A população do estudo foi dividida em Grupo A - 15 indivíduos Colutório Experimental (Probiótico); Grupo B - 15 indivíduos Grupo de controlo positivo (Clorexidina); Grupo C - 15 indivíduos Grupo de controlo negativo (Soro fisiológico normal). No dia 28, o PI, GI e OHI-S foram significativamente reduzidos por todas as modalidades de tratamento, sendo a classificação do probiótico e da clorexidina superior à da solução salina. Os bochechos probióticos foram eficazes para serem utilizados como adjuvantes do controlo mecânico da placa bacteriana na prevenção da placa bacteriana e da gengivite.[137]

DOENÇA PERIODONTAL :

As doenças periodontais são as condições inflamatórias destrutivas mais comuns que envolvem os tecidos moles e duros. A periodontite grave causa mobilidade dentária que pode levar à perda do dente afetado. Os agentes patogénicos periodontais podem também invadir a circulação sistémica e causar toxemia terminal, complicando os resultados da gravidez e causando diabetes e pneumonias nosocomiais. *Porphyromonas gingivalis, Treponema denticola, Tannerella forsythia, A. actinomycetemcomitans, Bacteroides sp., Actinomyces sp., Staphylococcus intermedius e Candida albicans* são os agentes patogénicos comuns associados à periodontite crónica.[138] Penala S *et al.* afirmaram que os probióticos ajudam na periodontite ao estabilizar a flora da cavidade oral. A maioria das estirpes de Lactobacillus suprimem o crescimento dos agentes patogénicos periodontais. Os probióticos aderem aos tecidos dentários como parte do biofilme (ou placa bacteriana) e competem com o crescimento de bactérias cariogénicas ou agentes patogénicos periodontais .[139] Um estudo realizado por Allaker RP *et al.* sugeriu que os probióticos poderiam ser úteis na melhoria da saúde oral, principalmente em indivíduos com um risco elevado de doença periodontal. L. ruteri, L. brevis, L. rhamnosus e L. salivarius WB2I inibem os agentes patogénicos causadores da periodontite. L. brevis é eficaz na cura da periodontite crónica, no índice gengival e no índice de placa bacteriana.[140] Kuka, G.I. *et al.*, descobriram que L. ruteri, L. brevis, L. rhamnosus e L. salivarius WB2I L. ruteri, L. brevis, L. rhamnosus e L. salivarius WB2I também inibem a libertação de óxido nítrico, reduzindo consequentemente a libertação de prostaglandinas salivares (PGE2), diminuindo assim a ativação de metaloproteases de matriz salivar (MMPs). Verificou-se uma melhoria significativa do índice de placa, do índice gengival e da hemorragia à sondagem nos pacientes que sofrem de periodontite crónica.[141] Matsubara VH *et al.* relataram que o **Lactobacillus helveticus** produz peptídeos curtos que actuam nos osteoblastos e contribuem para a formação óssea. Reduzem a reabsorção óssea associada à periodontite. Mostraram que as bactérias probióticas podem ser utilizadas como adjuvantes do tratamento convencional da periodontite sem efeitos secundários para o hospedeiro. Podem aumentar o efeito antimicrobiano da remoção mecânica da placa bacteriana, reduzindo a necessidade de intervenção cirúrgica, e substituir os antibióticos no tratamento de infecções periodontais humanas no futuro.[139] Chandra *et al.* realizaram um estudo para avaliar a eficácia de um probiótico, *Saccharomyces boulardii* (*S. boulardii*), misturado com um prebiótico, fruto-oligossacárido (FOS), no tratamento da doença periodontal quando utilizado como adjuvante da terapia periodontal não cirúrgica (NSPT). O estudo foi efectuado em 30 indivíduos. Os resultados sugerem que *o S. boulardii* é eficaz na melhoria das medidas clínicas da doença periodontal. *O S. boulardii* parece desenvolver-se bem no ambiente subgengival e pode funcionar como um probiótico oral eficaz em indivíduos com periodontite.[87]

HALITOSE :

A halitose, ou o odor desagradável exalado pela boca, é uma condição multifatorial que pode ter origens orais e/ou não orais, sendo principalmente atribuída à acumulação de biofilme no dorso da língua, nos espaços interdentários e a doenças inflamatórias crónicas do periodonto. Os compostos voláteis de enxofre (VSC), como o sulfureto de hidrogénio e os metilmercaptanos, e outros odores adicionais, como o indol, o skatole, a putrescina e a cadaverina, são subprodutos da degradação dos alimentos pelos microrganismos produtores de halitose.[142] Bonifait L *et al.* realizaram um estudo clínico de 28 dias em 25 jovens adultos saudáveis com mau hálito matinal auto-reportado e mostraram resultados promissores após a utilização de goma de mascar probiótica contendo L. reuteri (DSM 17938 e ATCC PTA 5289). Relataram que se observou uma redução da halitose após gargarejar com um enxaguamento contendo Weissella cibaria. Mostrou uma redução acentuada dos níveis de sulfureto de hidrogénio (H2S) e metanotiol (2CH3SH) em cerca de 48,2% e 59,4%, respetivamente. *A W. cibaria* segrega peróxido de hidrogénio e bacteriocinas que actuam contra bactérias Gram positivas e trabalha em coagregação com a Fusobacterium nucleatem.[2] Soares LG *et al.,* realizaram um ensaio clínico aleatório, duplamente cego, controlado por placebo, durante 90 dias e revelaram uma redução significativa dos parâmetros periodontais e da halitose após a administração oral de Lactobacillus reuteri, L. salivarius e L. acidophilus.[143] Iwamoto T et al. estudaram a saúde oral de pacientes que sofriam de halitose através da administração oral de lactobacilos probióticos e mostraram uma melhoria na halitose fisiológica e na hemorragia.[144] Masdea L et al. demonstraram o efeito antimicrobiano do Streptococcus salivarius K12 contra bactérias causadoras de halitose e recomendaram-no também como um candidato valioso para o desenvolvimento de uma terapia antimicrobiana para a halitose.[145] Zupancic K *et al.* também investigaram o potencial do probiótico oral S. salivarius K12 na redução da halitose, atribuindo-lhe a sua baixa patogenicidade e uma forte capacidade de produção de substâncias inibidoras semelhantes a bacteriocinas (BLIS), mas os dados ainda são deficientes.[146] Sudhakaran S *et* al. realizaram um estudo para analisar o efeito da desinfeção com clorexidina seguida do consumo de probioitcs no mau odor oral em crianças. Foram selecionadas aleatoriamente 196 crianças, que foram divididas aleatoriamente em 4 grupos. Foi efectuado um teste organolético com 1 semana e 3 meses de seguimento. Verificou-se que a desinfeção oral seguida de terapia probiótica com CHX pode diminuir a gravidade do mau odor oral durante um longo período de tempo. [147] Assim, a substituição das bactérias implicadas na halitose pela colonização com estirpes bacterianas probióticas pode ter uma aplicação potencial como adjuvante na prevenção e tratamento da halitose.

TRATAMENTO ORTODÔNTICO :

Jose JE *et al.,* encontraram uma redução significativa dos níveis de S. mutans na placa dentária em torno do bracket avaliado após a administração de probiótico (composição não revelada) com coalhada ou pasta dentífrica.[148] Ritthagol W *et al.,* realizaram um estudo em que a ingestão durante quatro semanas de leite contendo L. paracasei SD1 em adolescentes com fissura lábio-palatina não sindrómica levou a um aumento significativo da contagem de Lactobacillus spp. salivares e a uma diminuição da contagem de S. mutans em todos os momentos de avaliação, quando comparados com os dados de base. L. paracasei SD1 colonizou temporariamente a microbiota oral, sendo detectado na saliva até 4 semanas após a interrupção. Os resultados sugerem que este probiótico pode ajudar a prevenir cáries após o tratamento ortodôntico nesta população.[149] Kohar NM *et al.,* realizaram um estudo para avaliar a eficácia do consumo de leite de 14 dias de pastilhas de L. casei ou L. reuteri em jovens adultos submetidos a tratamento ortodôntico. A condição periodontal foi melhorada em ambos os grupos de probióticos, tendo sido observados melhores resultados no grupo de L. reuteri.[150] Alp S *et al.,* avaliaram o efeito de um probiótico sistémico (Lactococcus lactis subsp, Leuconostoc spp., Lactobacillus spp. e S. thermophilus e leveduras isoladas de grãos de cereais) ou de uma intervenção local (bacteriocina extraída de bactérias lácticas), durante 6 semanas, na colonização microbiana salivar em pacientes ortodônticos. Registou-se uma redução significativa na contagem de S. mutans nas semanas 3 e 6 em ambos os grupos de intervenção. A contagem de Lactobacillus spp. diminuiu significativamente na semana 3 no grupo probiótico e na semana 6 no grupo de intervenção local.[30] Pinto *et al.,* realizaram um estudo para avaliar como o consumo de iogurte contendo o probiótico *Bifidobacterium animalis* subsp. *lactis* DN-173010 por um período de 2 semanas afecta os níveis salivares e de placa dentária de estreptococos mutans e lactobacilos em pacientes submetidos a tratamento **ortodôntico**. O estudo foi dividido em quatro períodos. Durante os períodos 2 e 4, os voluntários ingeriram iogurte contendo probiótico ou iogurte de controlo diariamente durante 2 semanas. Os períodos 1 e 3 foram um período de rodagem de 1 semana e um período de eliminação de 4 semanas, respetivamente. Foram recolhidas amostras de saliva e placa dentária de cada participante no final de cada período. Foram contados os estreptococos mutans, os lactobacilos e o total de microrganismos cultiváveis. Verificou-se que não havia benefícios orais após duas semanas de consumo de iogurte contendo B. animalis subsp. lactis DN-173010.[151] Gizani *et al.* não encontraram vantagens clínicas e microbiológicas no uso de pastilhas de L. reuteri em pacientes com aparelho ortodôntico maxilar.[152] Assim, o consumo diário de alguns probióticos, mas não de todos, pode ajudar a prevenir cáries e a melhorar a condição periodontal em pacientes em tratamento ortodôntico.

CANDIDÍASE:

É particularmente comum nos idosos e em doentes imunocomprometidos. Entre todas as espécies de candida, a C. albicans é a principal responsável por causar a infeção fúngica conhecida como "Candidíase Oral" na cavidade oral. Os casos de candidíase oral têm vindo a crescer rapidamente nas últimas décadas, devido ao aumento de algumas doenças crónicas imuno-relacionadas e ao uso intensivo de alguns medicamentos, como antibióticos, quimioterapia e imunossupressores.[153] Matsubara VH *et al.,* relataram que *Lactobacillus rhamnosus, L. casei e L. acidophilus* inibem a diferenciação de levedura em hifa de *C. albicans*, a formação de biofilme, a adesão celular e a filamentação. Este efeito candicida foi atribuído quer à interferência das interações interfaciais quer à produção de exometabolitos que desestabilizam a organização e a arquitetura do biofilme; no entanto, nenhum foi confirmado.[139] Sharma A *et al.*, relataram a atividade fungicida presente no filtrado de cultura gasto de L. plantarum LR14 em C. albicans. Foi demonstrado que um metabolito proteico apresenta um efeito prejudicial para a membrana, levando a uma redução significativa da viabilidade celular e da formação de biofilme. Num outro estudo, os péptidos de plantaricina sintetizados artificialmente PlnE, F e J apresentaram atividade fungicida contra Candida albicans.[154] Rossoni RD *et al.*, também sugeriram que as estirpes de Lactobacillus podem produzir ácidos ou exometabolitos capazes de inibir os biofilmes de C. albicans, sugerindo potenciais probióticos para prevenir a candidíase oral.[32] James KM *et al.*, no seu estudo, sugeriram que a co-incubação com células probióticas e sobrenadantes de L. plantarum SD5870, Lactobacillus helveticus CBS N116411 e Streptococcus salivarius DSM 14685 em condições de indução de hifas levou à redução da formação de biofilmes de C. albicans e à modulação da expressão genética.[155] Sookkhee S et al. relataram que, entre as diferentes espécies de bactérias do ácido lático isoladas da cavidade oral, as estirpes de L. paracasei e L. rhamnosus foram as duas espécies que apresentaram o maior número de isolados clínicos capazes de inibir a C. albicans.[156] Srivastava S *et al.,* relataram que a colonização de C. albicans na mucosa oral foi significativamente diminuída pelas bactérias probióticas L. acidophilus e L. rhamnosus.[154] Jørgensen MR *et al.*

efectuaram um estudo invivo em que demonstraram que as estirpes de L. reuteri (DSM17938 e ATCCPTA5289) eram capazes de reduzir a carga de Candida através da produção de ácido lático e outros ácidos orgânicos que causam a co-agregação e a modificação do pH oral.[157]

DOENÇA PERI-IMPLANTAR:

Laleman *et al.*, estudaram a utilização de L. reuteri ATCC PTA 5289 e DSM 17938 na peri-implantite inicial. Após a SRP, os probióticos foram administrados em gotas diretamente no local da peri-implantite e, posteriormente, em pastilhas consumidas durante 12 semanas, duas vezes por dia. Não se registaram benefícios clínicos e microbiológicos com a administração dos probióticos.[158] Lauritano *et al.* avaliaram o consumo diário de pastilhas de L. reuteri durante 28 dias em pacientes com mucosite peri-implantar. Foram selecionados 10 pacientes. Sujeitos com pelo menos um implante afetado por mucosite peri-implantar, com índice gengival (IG) de $\geqslant 2$ em cada quadrante, avaliado na face vestibular de todos os dentes. os resultados indicam que o uso do probiótico não influenciou a microbiota peri-implantar de forma estatisticamente significativa, embora tenha havido uma redução no número de espécies periodontais e peri-implantares.[159] Peña *et al.* estudaram a adição por 1 mês de L. reuteri DSM 17938 e ATCC PTA em pacientes com mucosite peri-implantar que receberam terapia mecânica e clorexidina 0,12% 15 dias antes do início da intervenção probiótica.[160] Galofré *et al.* também avaliaram os efeitos da administração de L. reuteri DSM 17938 e ATCC PTA 5289 em pacientes com mucosite peri-implantar e peri-implantite durante 30 dias e concluíram que A administração de uma pastilha diária de *L.* reuteri durante 30 dias, juntamente com o desbridamento mecânico de toda a boca, melhorou os parâmetros clínicos dos implantes com mucosite ou peri-implantite durante um período de pelo menos 90 dias, mas o efeito microbiológico foi muito mais limitado.[161] Hallström *et al.* administraram L. reuteri DSM 17938 e ATCC PTA 5289 em pacientes com mucosite peri-implantar durante 3 meses. Após um desbridamento mecânico inicial e instruções de higiene oral, os pacientes receberam uma aplicação tópica de óleo (ativo ou placebo) seguida da ingestão de pastilhas duas vezes por dia (ativo ou placebo) durante 3 meses. Os produtos activos continham uma mistura de duas estirpes de *Lactobacillus reuteri*. Concluíram que o desbridamento mecânico e o reforço da higiene oral resultaram numa melhoria clínica da mucosite peri-implantar e numa redução dos níveis de citocinas. Os suplementos de probióticos não proporcionaram benefícios adicionais ao placebo.[162] Flichy-Fernández *et al.* verificaram que a administração de L. reuteri DSM 17938 e ATCC PTA 5289 durante 30 dias foi útil para tratar e prevenir a mucosite peri-implantar. No final do estudo, um único doente desenvolveu mucosite e a maioria (17 de 23) dos doentes com mucosite ficou curada. Consequentemente, o PI, GI, PD e o volume do GCF foram significativamente reduzidos no grupo dos probióticos quando comparados com o placebo.[163] Ahmedbeyli DR *et al.* concluíram que a gravidade da mucosite peri-implantar também foi significativamente reduzida num ensaio mais recente que utilizou uma combinação de probióticos (L. reuteri DSM 26866, L. rhamnosus DSM 21690, L. bulgaricus DSM21690 e Bifidobacterium animalis ssp. lactis DSM 17741). Os parâmetros clínicos (determinados por PI, GI, BOP e PD) melhoraram significativamente no grupo de teste em relação ao grupo de controlo após 1 mês de consumo de probióticos. O fluxo salivar aumentou após 1 mês no grupo de teste, com uma diferença significativa entre os grupos. Finalmente, as espécies patogénicas Prevotella intermedia, Treponema denticola, Aggregatibacter actinomycetemcomitans, Porphyromonas gingivalis e Fusobacterium nucleatum diminuíram após 1 mês de consumo de probióticos.[164]

CICATRIZAÇÃO DE FERIDAS ORAIS E MUCOSITE ORAL RELACIONADAS COM A TERAPIA DO CANCRO:

A cicatrização de feridas na mucosa oral envolve vários mediadores/moléculas inflamatórias
e é influenciada por vários factores, como a idade, os hábitos alimentares e o microbioma oral. A aplicação de *L. reuteri* em adultos com mucosa saudável uma semana antes da biópsia padronizada da mucosa oral e uma semana depois não mostrou melhora na cicatrização. Walivaara *et al.* avaliaram os efeitos de suplementos de L. reuteri administrados 3 vezes por dia durante 2 semanas na

cicatrização de feridas após extração cirúrgica de terceiros molares inferiores. O probiótico não teve qualquer efeito no processo de cicatrização, determinado pelo inchaço extra-oral, pelo nível de oxitocina salivar e pela presença de bactérias. No entanto, nos doentes que tomaram probiótico, a perceção subjectiva da dor, do desconforto e do inchaço foi significativamente reduzida, o que levou a uma melhoria da qualidade de vida durante o processo de cicatrização.[165] Limaye et al. avaliaram a segurança e a tolerabilidade de 1, 3 ou 6 colutórios/dia contendo Lactococcus lactis (AG013, uma estirpe que produz o fator 1 do trevo humano) em doentes recentemente diagnosticados com cancro avançado de células escamosas da cabeça e do pescoço que iam iniciar a quimioterapia. O número médio de dias com mucosite oral foi reduzido em 35% no grupo dos probióticos e registaram-se menos visitas de urgência (36% vs. 60%). Os doentes que receberam placebo tiveram pelo menos 2 dias de mucosite oral, enquanto 29% dos que tomaram AG013 tiveram mucosite oral durante 0 ou 1 dia. O Lactococcus lactis AG013 foi detectado na mucosa e na saliva em breve

após o colutório, e até 14 dias após o colutório em número equivalente nos grupos de teste. O probiótico era seguro, uma vez que não se verificou qualquer infeção em doentes neutropénicos.[166] Num estudo de Jiang et al., foi observada uma melhoria significativa da mucosite oral em doentes com carcinoma nasofaríngeo submetidos a quimiorradioterapia que tomaram uma combinação probiótica de Bifidobacterium longum, Lactobacillus lactis e Enterococcus faecium.[35] Sharma et al. avaliaram o efeito de L. brevis CD2 tomado em pastilhas em doentes com carcinoma de células escamosas da cabeça e do pescoço submetidos a quimio-radioterapia. A incidência e a gravidade da mucosite oral foram reduzidas no grupo dos probióticos. No grupo dos probióticos, mais pacientes completaram o tratamento do cancro e menos pacientes necessitaram de medicamentos adjuvantes para controlar a dor associada à mucosite.[167] Assim, os probióticos parecem não ter um efeito direto na cicatrização das feridas orais, mas podem contribuir para atenuar a mucosite oral e melhorar a qualidade de vida dos pacientes submetidos a uma terapia contra o cancro.

QUADRO 7. PROVAS CLÍNICAS DE EFICÁCIA NA CAVIDADE ORAL :[1]

ESTIRPE PROBIÓTICA	VEÍCULO DE ADMINISTRAÇÃO	DURAÇÃO DA INGESTÃO DE PROBIÓTICOS	DOSAGEM	PROVAS CLÍNICAS
L. rhamnosus GG	Leite	7 meses	-	Menos cáries dentárias e menor nível de S.mutans
L. rhamnosus GG e *L. rhamnosus* LC 705	Queijo	3 semanas	5 x 15g de queijo por dia	Redução do nível mais elevado de S.mutans e redução do risco de cárie
Bifidobacterium DN-173 010	Iogurte	2 semanas	200 g de iogurte por dia	Redução do nível de S.mutans
B. lactis Bb-12	Gelado	10 dias	53g de gelado	Redução de

				S.mutans salivares
L. salivarius WB21	Tablet	8 semanas	3 x 1 comprimid o por dia	Melhoria do índice de placa e do PPD em fumadores
L. reuteri LR-1 ou LR-2	Pastilhas de formulação LR-1 ou LR-2 de *L. reuteri*	2 semanas	2×10^8 CFU por dia	Redução da placa bacteriana e da gengivite em pacientes com gengivite moderada a grave
ESTIRPE PROBIÓTIC A	**VEÍCULO DE ADMINISTRAÇ ÃO**	**DURAÇÃO DA INGESTÃO DE PROBIÓTIC OS**	**DOSAGE M**	**PROVAS CLÍNICA S**
S. salivarius K12	Pastilha	3 dias	Pastilha tomada depois do enxaguatór io bucal com clorexidina	Redução dos níveis orais de VScs
L. rhamnosus GG (ATCC	Queijo	16 semanas	50g de queijo	Redução das

53103), L.rhamnosus LC705,				contagens elevadas de leveduras

TEMPO DE PERMANÊNCIA DOS PROBIÓTICOS NA CAVIDADE ORAL :

O tempo de permanência dos probióticos na cavidade oral após a interrupção do tratamento foi estudado por Çaglar *et al.* Foi demonstrada uma redução do nível de *S. mutans* após duas semanas de utilização de um iogurte ***enriquecido com L. reuteri***; os efeitos foram observados durante a utilização e durante alguns dias após a interrupção.[168] Wolf *et al.* verificaram que houve uma perda de colonização por *L. reuteri* dois meses após a interrupção do uso de probióticos.[169] Yli-Knuuttila *et al.* verificaram que após a administração de L. ***rhamnosus* GG** e a colonização da cavidade oral foi estudada e concluíram que a colonização permanente na cavidade oral era improvável e sugeriram que o probiótico fosse utilizado regularmente.[170] A força de ligação de **17 estirpes** de ***Lactobacillus*** e *7 estirpes de bifidobactérias* à saliva e à membrana mucosa oral foi variável em diferentes estirpes, de acordo com um estudo de Haukioja et al.; esta variação de força causou um aumento do tempo de permanência do probiótico na cavidade oral.[171] De acordo com um estudo de Horz *et al.*, o tempo de latência do probiótico *S. salivarius K12*, 4 comprimidos/dia durante 3 dias, foi avaliado em várias áreas da cavidade oral num acompanhamento de 35 dias; o probiótico pôde ser encontrado na mucosa oral, na língua e na saliva estimulada durante mais de 3 semanas, tendo sido detectado um nível gradualmente reduzido de *S. salivarius K12* a partir de 8 dias após a interrupção do tratamento.[172]

INVESTIGAÇÃO RECENTE

A prevenção das doenças relacionadas com a placa bacteriana, a cárie dentária e as doenças periodontais, envolve normalmente o controlo inespecífico da placa bacteriana, uma vez que esta é o fator iniciador. Este controlo é efectuado de forma a manter níveis de placa dentária compatíveis com a saúde. A maioria dos probióticos naturais encontra-se nos produtos lácteos fermentados. O leite actua como um tampão eficaz para o ácido produzido. O leite também contém cálcio, lactato de cálcio e muitos outros compostos orgânicos e inorgânicos que estão documentados como sendo anticariogénicos. Atualmente, existem também chupetas infundidas com probióticos para crianças muito pequenas, que podem ser incorporadas numa base de óleo mineral e ajudar a construir um microbioma oral saudável nas crianças Algumas estirpes probióticas de *Lactobacillus* e *Streptococcus* parecem ser capazes de colonizar a cavidade oral de algumas pessoas durante o tempo em que os produtos que as contêm estão em uso ativo. No entanto, tanto as provas in vitro como in vivo indicam que as diferenças entre várias estirpes probióticas, produtos e também indivíduos hospedeiros são óbvias. As bactérias lácticas orais e as bifidobactérias foram isoladas e caracterizadas para vários fins de saúde oral, incluindo cáries, doenças periodontais e halitose.[173]

Os micróbios geneticamente modificados trazem uma nova dimensão ao conceito de probióticos. Podem ser desenvolvidos probióticos geneticamente modificados com propriedades melhoradas ("probióticos projectados"). A estirpe modificada pode então ser utilizada para substituir o agente patogénico original.[174] Uma abordagem consiste em reduzir as propriedades nocivas das estirpes patogénicas que colonizam naturalmente a cavidade oral. Um exemplo ambicioso e promissor é a geração de uma estirpe de *S. mutans* com uma deleção completa do quadro de leitura aberta da hidrogenase do lactato e, assim, com uma cariogenicidade significativamente reduzida. De acordo com Kruger et al., uma estirpe recombinante de Lactobacillus que exprime anticorpos dirigidos a uma das principais adesões de *S. mutans* (antigénio I/II) foi capaz de reduzir tanto as contagens viáveis de *S. mutans* como a pontuação de cárie num modelo de rato.[175] Outra opção poderia ser a de melhorar as propriedades de uma estirpe potencialmente benéfica.[176] De acordo com Marcotte et al., a construção de uma estirpe de *L. paracasei* com um anticorpo scFV (fragmento variável de cadeia simples) funcional que se liga à superfície de *Porphyromonas gingivalis*.[177]

Os elixires bucais probióticos contêm micróbios vivos, como os lactobacilos ou as *Bifidobacterium*, que são considerados parte da microflora oral e podem reduzir o nível de *Streptococcus mutans* na saliva através de vários mecanismos, como a produção de agentes antimicrobianos (ácido lático, peróxido de hidrogénio e bacteriocinas), modulando a resposta inflamatória e competindo com os agentes patogénicos pelas superfícies de adesão. [178] Jothika et al. estudaram a contagem de colónias de *S. mutans* após 30 dias de utilização de elixires probióticos e provaram que a diminuição da contagem bacteriana se manteve após o 30º dia de utilização do elixir probiótico. Numa comparação da acumulação de placa bacteriana entre os dentes anteriores e posteriores, os dentes anteriores apresentaram um menor grau de placa bacteriana nos três dias em ambos os grupos.[179] Vários estudos sugerem que o consumo de produtos que contêm lactobacilos ou bifidobactérias probióticas pode diminuir a quantidade de S. mutans na saliva. De acordo com o estudo de Janani *et al*, verificou-se que o consumo de pó probiótico reduziu significativamente o número de cáries. Os probióticos utilizados durante muito tempo podem ter um efeito cariostático. Por isso, são necessários mais estudos para confirmar este facto.[176] Sarmento *et al.* estudaram a eficácia do queijo com a adição de Lactobacillus casei na redução de S.mutans, tendo o resultado sido que os microrganismos probióticos encontrados no queijo demonstraram a sua capacidade de serem transportados, tornando-o um potencial substituto para a redução da microbiota potencialmente patogénica na cavidade oral.[180] De acordo com Duraisamy *et al.* avaliaram a eficácia dos PBs e simbióticos na redução da quantidade de S. mutans na saliva das crianças após 15 dias de consumo diário de coalhada probiótica e simbiótica. Os níveis salivares de S. mutans das crianças foram efetivamente inibidos pelos probióticos e simbióticos. No entanto, o requeijão probiótico foi mais eficaz na prevenção do crescimento de S. mutans nas crianças do que o requeijão simbiótico.[181]

Estudos demonstraram o papel direto dos probióticos na inibição dos agentes patogénicos orais, bem como na alteração do microambiente oral, que actua como um impedimento para uma maior colonização pelos agentes patogénicos. Por conseguinte, os probióticos podem ser adoptados como uma nova abordagem para prevenir a desmineralização do esmalte, melhorar a saúde periodontal, eliminar a halitose e reduzir a prevalência de C. albicans em adultos. Além disso, a seleção do probiótico mais adequado para a saúde oral é uma questão que exige certamente um estudo mais aprofundado. A investigação pretendia mostrar os mecanismos da possível ação dos probióticos e são necessários ensaios clínicos a longo prazo antes de os incluir no regime diário de saúde oral.[182]

As novas soluções probióticas, direcionadas para a saúde oral, constituem uma nova classe de produtos que vão muito além das soluções convencionais de venda livre. Estas estirpes naturais podem reduzir a nossa dependência de intervenções baseadas em produtos químicos para a manutenção diária da saúde oral e a prevenção de doenças. A estirpe pode ser modificada para abranger a formação de biofilme, a produção de bacteriocinas, etc. e, simultaneamente, suportar os hábitos alimentares do hospedeiro. Em alternativa, as referidas estirpes podem ser utilizadas para melhorar as propriedades de uma microbiota oral natural. A caraterização do microbiota oral do hospedeiro também pode ser uma possibilidade num futuro próximo para compreender as condições subjacentes. A forma possível de administração poderia ser a incorporação de probióticos em pastas de dentes, elixires, gomas de mascar, rebuçados sem açúcar para crianças, etc. Alguns destes produtos já estão disponíveis sem receita médica nos países ocidentais.[173]

SUPLEMENTOS PROBIÓTICOS : Incluem palhinhas revestidas de probióticos, gotas, comprimidos, pastilhas, pós, tiras, líquidos, cápsulas, pastas de dentes, óleos e gomas de mascar.

1. **PRODENTIS (EP2420580A1) :** Prodentis é uma pastilha elástica que contém uma estirpe probiótica de L. reuteri ATCC 55730 e que demonstrou reduzir a gengivite num ensaio clínico.(183) Foi relatado que esta mesma estirpe, L. reuteri ATCC 55730, exerce uma forte atividade antagonista

contra o Streptococcus mutans cariogénico. Níveis salivares de estreptococos mutans e lactobacilos após a ingestão da bactéria probiótica Lactobacillus_reuteri ATCC 55730 por palhinhas ou comprimidos.[54]

2. **PASTA DE DENTES PROBIÓTICA (CN110772475A) :** A invenção revela uma pasta de dentes probiótica, que inclui lactobacilos inactivados. O pó de lactobacilo inactivado é adicionado à pasta de dentes, de modo a que a reprodução de várias bactérias da doença periodontal possa ser rapidamente inibida, as bactérias da doença periodontal podem ser rapidamente reduzidas em mais de 50 por cento. Composição: 0,3-0,8 wt% de lactobacillus paracasei, 0,1 - 0,5% de óleo de cravo, 0,001-0,01% de extrato de casca de tangerina, 0,1-0,3% de borneol, 0,001-0,003% de extrato de própolis e 0,03-0,06% de óleo de casca de cidra. [184]

3. **PASTA DE DENTES PROBIÓTICA BRANQUEADORA (CN110237024B) :** É uma pasta de dentes branqueadora bacteriostática, que inclui polímero de ácido poliacrílico, extrato de camélia, carvão de bambu, humectante, espessante, etc., e pode remover eficazmente a sujidade dos dentes, e pode evitar a hemorragia gengival causada pela fricção, e uma vez que não é adicionado nenhum novo componente hemostático, o custo de produção é reduzido, mas a pasta de dentes é propensa ao problema da contaminação por bactérias nocivas, resultando em contaminação oral. [185]

4. **GOMA DE MASCAR PROBIÓTICA (EP1287745A1):** Composição mastigável que inclui uma base mastigável e um agente probiótico, de preferência um microrganismo produtor de ácido lático, e ainda mais preferencialmente um microrganismo produtor de ácido lático formador de esporos. As composições para mastigar permitem reduzir o mau hálito após um período de utilização prolongado. Numa forma de realização preferida, os agentes probióticos aqui utilizados são microrganismos produtores de ácido lático formadores de esporos, de preferência *B. Coagulans*. Estes microrganismos têm a capacidade de criar muito rapidamente um ambiente que não é adequado para o crescimento de agentes patogénicos.[186]

5. **LOZENGES PROBIÓTICAS (US20170232048A1):** A pastilha adere com segurança a uma superfície intra-oral e dissolve-se para proporcionar uma libertação controlada dos excipientes, prebióticos e organismos probióticos durante um período de horas em vez de minutos. O resultado é uma pastilha que permite uma carga microbiana mais pequena, mas mais diversificada, que pode crescer ao longo do tempo, de modo a que seja necessário um menor número de organismos desde o início. Numa forma de realização, a pastilha contém prebióticos adesivos de acácia e inulina, juntamente com excipientes adicionais de celulose microcristalina, HPMC K15 e alginato de sódio.[187]

6. **COMPRIMIDOS PROBIÓTICOS (CN110882281B) :** A invenção revela um comprimido com revestimento entérico probiótico que se caracteriza por incluir os seguintes componentes em percentagem por peso: 60-80 partes de partículas de material auxiliar, 5-30 partes de celulose microcristalina, 1-5 partes de pó probiótico, 0,5-5 partes de carboximetilamido sódico, 0,5-2 partes de estearato de magnésio e 4-6 partes de materiais de revestimento entérico. O método de preparação inclui as etapas de preparação de grânulos utilizando maltodextrina e inulina como materiais auxiliares através da utilização de uma tecnologia de granulação húmida, uma tecnologia de formação de comprimidos e uma tecnologia de revestimento com álcool a baixa temperatura, misturando em seguida celulose microcristalina, pó probiótico e estearato de magnésio para formação de comprimidos e, por fim, revestindo com um material de revestimento entérico para obter finalmente o comprimido com revestimento entérico probiótico. A taxa de sobrevivência dos probióticos no corpo humano é melhorada, de modo que os probióticos podem ser melhor posicionados no trato intestinal para desempenhar um papel.[188]

7. **GOTAS PROBIÓTICAS (NZ773159A) :** A invenção diz respeito ao campo das gotas probióticas, mais especificamente, diz respeito a gotas probióticas à base de óleo e a um método de preparação das mesmas. As gotas probióticas da presente invenção, em que o óleo inclui os seguintes

componentes em peso: 2,5-4,5g de azeite, 4-8g de triglicéridos de cadeia média; e as seguintes substâncias são também adicionadas: 0,08-0,2g de probióticos. a estabilidade dos probióticos é superior à de outros produtos.[189]

8. **PÓ PROBIÓTICO (CN111000247B)** : A invenção revela um método de preparação de um pó probiótico composto, pertencente ao domínio técnico do processamento de alimentos. O pó probiótico composto é composto por pó probiótico liofilizado, prebióticos e álcool de açúcar; o pó bacteriano liofilizado é selecionado a partir de tractos intestinais humanos saudáveis chineses e alimentos fermentados tradicionais. A invenção concentra em primeiro lugar o líquido de bactérias probióticas, remove a água por liofilização e mistura uniformemente o líquido de bactérias probióticas com 4 tipos de prebióticos granulados e 3 tipos de álcoois de açúcar de acordo com uma determinada proporção, melhorando assim grandemente o sabor e o gosto do produto e levando os doentes diabéticos a tomar o produto.[190]

DISCUSSÃO

A saúde oral é uma componente crítica do bem-estar geral e a manutenção de um microbioma oral equilibrado é essencial para a prevenção de vários problemas dentários. As doenças orais, incluindo a cárie dentária, as doenças periodontais e as infecções orais, representam desafios significativos para a saúde em todo o mundo. Como os tratamentos tradicionais envolvem frequentemente antibióticos e agentes antimicrobianos, há um interesse crescente em abordagens alternativas, como a utilização de probióticos. Os probióticos são microrganismos vivos que, quando administrados em quantidades adequadas, conferem benefícios para a saúde do hospedeiro. No contexto da saúde oral, o papel potencial dos probióticos na prevenção e tratamento de doenças orais ainda está a ser investigado. Os probióticos, conhecidos pelos seus efeitos positivos na saúde intestinal, são microrganismos vivos que conferem benefícios para a saúde quando administrados em quantidades adequadas.

Os probióticos contribuem para a manutenção de um ambiente microbiano equilibrado na cavidade oral. As doenças orais surgem frequentemente devido a um desequilíbrio na microbiota oral, levando ao crescimento excessivo de bactérias patogénicas. Os probióticos, como as estirpes de **Lactobacillus** e **Bifidobacterium**, podem competir com as bactérias nocivas e inibir o seu crescimento, promovendo assim um equilíbrio microbiano mais saudável. Este mecanismo de exclusão competitiva é crucial para prevenir o início e a progressão das doenças orais. Ao interagir com o sistema imunitário do hospedeiro, os probióticos podem melhorar os mecanismos de defesa do organismo contra os agentes patogénicos. Este efeito imunomodulador pode contribuir para a prevenção de doenças periodontais e para a redução das respostas inflamatórias associadas a várias condições orais.[132]

Os probióticos demonstraram uma maior redução do risco de cárie dentária, uma doença oral prevalente causada principalmente pelas actividades produtoras de ácido de certas bactérias. As estirpes probióticas, como as dos géneros *Streptococcus* e *Lactobacillus*, podem inibir o crescimento de bactérias cariogénicas e promover um ambiente oral mais alcalino, reduzindo assim o risco de desmineralização do esmalte e de cáries. A halitose, ou mau hálito, está frequentemente associada à presença de compostos malcheirosos produzidos pelas bactérias orais. Os probióticos podem desempenhar um papel no controlo da halitose, deslocando ou inibindo o crescimento de bactérias associadas à produção destes compostos odoríferos. A eficácia dos probióticos pode variar com base em factores como as estirpes específicas utilizadas, a dosagem e a saúde geral do indivíduo. Assim, há necessidade de protocolos padronizados e ensaios clínicos maiores e bem concebidos para estabelecer a eficácia dos probióticos em diferentes condições orais. Além disso, a incorporação de probióticos alinha-se com os esforços globais para combater a resistência aos antibióticos, fornecendo estratégias alternativas para o tratamento de infecções orais. [69]

Os probióticos têm sido considerados como uma opção de tratamento eficaz para a cadidíase. Existem vários estudos que demonstraram os efeitos benéficos dos probióticos, especialmente dos lactobacilos, que podem inibir o crescimento do biofilme de Candida in vitro. Também demonstraram melhorar os sintomas clínicos, reduzir a colonização de Candida em várias partes do corpo e, nalguns casos, também reduziram o risco de infeção fúngica invasiva em doentes em estado crítico, mas o número de ensaios clínicos é muito limitado.[191]É provável que os probióticos actuem sem colonização ou por colonização transitória, pelo que se aconselha a sua ingestão diária. O uso de probióticos é seguro, influencia favoravelmente o microbiota oral e proporciona benefícios ao ecossistema oral em vários aspectos do tratamento dentário. As áreas em que os probioitcs devem ser focados incluem a endodontia, a traumatologia dentária e a cicatrização de feridas orais crónicas.[69] As possíveis vantagens de qualquer estirpe bacteriana para a saúde dentária devem ser cuidadosamente consideradas. Nem todas as bactérias da boca são consideradas probióticas. Existem várias vantagens dos microrganismos probióticos no domínio da medicina. São necessárias mais investigações para compreender de que forma as bactérias probióticas afectam a microflora residente e o efeito a longo prazo das bactérias probióticas na cavidade oral e a sua capacidade de colonizar e criar biofilmes.[192]

Os potenciais benefícios para a saúde sistémica estão interligados com a saúde oral e geral. Ao integrar a terapia probiótica na gestão das doenças orais, os profissionais de medicina dentária podem aumentar os potenciais benefícios destes microrganismos benéficos para melhorar as abordagens tradicionais de tratamento.

IMPORTÂNCIA PARA A SAÚDE PÚBLICA:

A importância dos probióticos para a saúde oral em termos de saúde pública tem um papel promissor na prevenção e gestão de várias doenças orais. Reconhecer o impacto dos probióticos na saúde oral ao nível da população tem implicações para o bem-estar geral e para os sistemas de saúde. Seguem-se vários aspectos fundamentais que realçam a importância dos probióticos para a saúde oral em termos de saúde pública:

1. **Redução da resistência aos antibióticos:** A utilização de probióticos na saúde oral pode potencialmente reduzir a dependência de antibióticos para o tratamento de infecções orais. Este facto atenua significativamente a preocupação global com a resistência aos antibióticos, promovendo a utilização responsável de agentes antimicrobianos.

2. **Intervenções acessíveis e com boa relação custo-eficácia:** Os probióticos oferecem uma intervenção acessível e económica para promover a saúde oral. Isto pode ter um impacto positivo numa vasta população, independentemente do estatuto socioeconómico.

3. **Programas de Saúde Oral de Base Comunitária:** A integração de probióticos em programas de promoção da saúde oral baseados na comunidade pode capacitar as comunidades para assumirem um papel mais ativo na sua saúde oral. As iniciativas e intervenções educativas podem ser concebidas para atingir populações inteiras.

4. **Abordar as disparidades na saúde:** Os probióticos podem desempenhar um papel na abordagem das disparidades em matéria de saúde oral, fornecendo uma ferramenta adicional para a prevenção de doenças orais

comuns. O objetivo é reduzir as desigualdades na saúde e garantir que as medidas preventivas sejam acessíveis a todos os segmentos da população.

5. **Benefícios para a saúde sistémica:** A melhoria da saúde oral através dos probióticos pode ter implicações positivas para a saúde sistémica, o que contribuirá para uma população mais saudável e reduzirá potencialmente os encargos para os sistemas de saúde.

6. **Educação e consciencialização:** As campanhas de saúde pública podem promover os probióticos como parte de iniciativas educativas para aumentar a consciencialização sobre a importância de manter um microbioma oral equilibrado. Este tipo de abordagem pode ter um impacto positivo na perceção do público e nos comportamentos relacionados com a saúde oral.

7. **Integração nos cuidados de saúde primários:** Incentivar a integração dos probióticos nos cuidados de saúde primários, tais como clínicas dentárias e exames de saúde gerais, pode aumentar o alcance destas intervenções.

INTEGRAÇÃO DOS PROBIÓTICOS NA PRÁTICA DA SAÚDE ORAL:

A implementação de um programa nacional de probióticos na saúde oral requer um esforço coordenado entre as autoridades de saúde, os profissionais de medicina dentária, as instituições de ensino e o público em geral. O objetivo é integrar os probióticos nas práticas de saúde oral em grande escala, centrando-se principalmente na prevenção, educação e acessibilidade.

1. **Desenvolvimento de políticas:** Estabelecer uma política nacional de saúde oral que reconheça os potenciais benefícios dos probióticos nos cuidados orais preventivos. Desenvolver diretrizes e protocolos para a utilização de probióticos na prática dentária, dando ênfase a abordagens baseadas em provas.

2. **Formação profissional:** Integrar a educação sobre probióticos no currículo das escolas de medicina dentária e nos programas de higiene em todo o país. Oferecer programas de educação contínua aos profissionais de medicina

dentária para melhorar os seus conhecimentos e competências na incorporação de probióticos nos cuidados dos pacientes.

3. **Implementação clínica:** Incentivar as clínicas dentárias a incorporar os probióticos nas intervenções preventivas e terapêuticas de rotina. Estabelecer diretrizes clínicas claras para a seleção de estirpes probióticas, dosagens e protocolos de tratamento.

4. **Campanhas de sensibilização do público:** Lançar campanhas de saúde pública a nível nacional para aumentar a consciencialização sobre o papel dos probióticos na saúde oral. Utilizar vários canais de comunicação, incluindo televisão, rádio, redes sociais e materiais impressos, para divulgar informações ao público em geral.

5. **Envolvimento da comunidade:** Implementar programas baseados na comunidade que proporcionem acesso a produtos probióticos para a saúde oral e a recursos educativos. Realizar iniciativas de divulgação em escolas, centros comunitários e locais de trabalho para promover a consciencialização sobre a saúde oral e os benefícios dos probióticos.

6. **Monitorização e avaliação:** Implementar um sistema de monitorização e avaliação para avaliar o impacto do programa de probióticos nos resultados da saúde oral. Recolher dados sobre a prevalência de doenças orais, utilização de probióticos e sensibilização do público para informar o ajustamento do programa.

Para colher os potenciais benefícios dos probióticos para a saúde oral, é importante escolher produtos que contenham estirpes com eficácia comprovada e consultar um profissional de saúde ou um dentista para obter orientação. É importante notar que, embora existam investigações promissoras sobre os benefícios dos probióticos para a saúde oral, são ainda necessários mais estudos para compreender plenamente a sua eficácia e identificar as estirpes específicas que são mais benéficas. Além disso, a utilização de probióticos deve complementar, e não substituir, as boas práticas de higiene oral, como a escovagem regular, o uso do fio dental e os exames dentários. Assim, a continuação da investigação sobre a aplicação de probióticos no tratamento de doenças orais ajudar-nos-á a levá-los à prática ativa, tal como outros medicamentos estão a ser utilizados. Os probióticos têm menos efeitos secundários possíveis do que os outros antibióticos utilizados no dia a dia. Isto também nos pode ajudar a manter o habitat intestinal que pode ser afetado pela utilização excessiva de outros medicamentos. Os profissionais de medicina dentária desempenham um papel importante na sensibilização para a utilização de probióticos e na compreensão pelo público dos efeitos benéficos dos probióticos. Na Índia, a utilização de probióticos no tratamento de doenças orais ainda está a ser investigada. Na maior parte dos casos, prefere-se utilizá-los como adjuvante da medicação regular prescrita. Para além dos seus efeitos benéficos, a falta de sensibilização do público faz com que sejam menos utilizados.

CONCLUSÃO

Os probióticos, que são como germes amigos, ganharam um grande interesse pelos seus potenciais benefícios para a saúde. A sua utilização é segura e não causa problemas. Os investigadores estão a estudar a forma como os probióticos podem ser utilizados como medicamentos para tratar diferentes doenças, e os primeiros resultados parecem promissores. Os probióticos também parecem ser bons para a nossa saúde oral e para o bem-estar geral.

As pessoas têm uma tradição de fazer frutas e legumes fermentados, que estão ligados à sua cultura e história. Alguns estudos sugerem que estes alimentos podem ser uma boa forma de fornecer probióticos, que são microorganismos úteis para a nossa saúde. Quando comemos frutas e legumes fermentados, estes contêm compostos especiais que ajudam os probióticos a crescer e a manterem-se saudáveis no nosso corpo. Compreender de que forma os alimentos que ingerimos podem beneficiar os microrganismos bons do nosso corpo é importante para fazer uma melhor alimentação e prevenir doenças. Também precisamos de garantir que os ingredientes dos alimentos fermentados, como o açúcar e o sal, cumprem as normas de qualidade estabelecidas pelos diferentes países. Em vez de usar muitos tipos diferentes de bactérias para fazer estes alimentos, talvez seja melhor usar apenas um tipo para a produção em larga escala. Apesar dos desafios que se avizinham, os alimentos fermentados tradicionais que foram transmitidos ao longo de gerações poderão tornar-se uma parte significativa da indústria alimentar global. O estudo dos diferentes tipos de microrganismos presentes nos frutos e vegetais fermentados ajudar-nos-á a utilizá-los melhor no futuro.

Esta dissertação oferece uma revisão abrangente da investigação existente sobre probióticos, explorando a forma como funcionam, os tipos de probióticos envolvidos e as provas que apoiam a sua utilização tanto para a saúde geral como para aplicações dentárias. Fornece uma forma organizada de compreender a ligação entre os probióticos e a saúde dentária. Cada capítulo centra-se em aspectos específicos do tópico, combinados com uma compreensão teórica da investigação existente. Além disso, esta dissertação destaca áreas potenciais para a integração dos probióticos na saúde oral em maior escala. A utilização de probióticos como forma de prevenir e tratar doenças orais é muito promissora. Os benefícios dos probióticos, tais como o reequilíbrio da microbiota oral, a modulação das respostas imunitárias e a redução do risco de problemas dentários, podem ter um impacto significativo na nossa saúde oral.

Os probióticos podem ser uma adição valiosa aos métodos tradicionais de cuidados de saúde oral. No entanto, existem desafios na determinação das estirpes probióticas mais eficazes, na dosagem e duração corretas e na compreensão da reação dos diferentes indivíduos. É importante escolher as formulações probióticas corretas para as intervenções de saúde oral. O método de administração de probióticos, seja através de pastilhas, goma de mascar ou outros meios, também afecta a sua eficácia.

A integração dos probióticos nas iniciativas de saúde oral pode ter implicações importantes para a saúde pública, ajudando a reduzir a prevalência de doenças orais comuns numa escala mais alargada. A investigação futura deve centrar-se em estudos a longo prazo para avaliar o impacto duradouro dos probióticos na saúde oral. A exploração de terapias combinadas que associem os probióticos a medidas preventivas estabelecidas, tais como tratamentos com flúor e melhores práticas de higiene oral, é promissora para melhorar os resultados globais da saúde oral.

O campo dos probióticos na saúde oral ainda está a evoluir, e são necessários mais ensaios clínicos bem concebidos, protocolos padronizados e estudos a longo prazo para estabelecer a sua eficácia. A cavidade oral alberga uma comunidade microbiana complexa, e a manutenção de um equilíbrio de bactérias benéficas é crucial para a saúde oral. Embora os probióticos tenham demonstrado muitos benefícios para a saúde, precisamos de mais informações antes de os podermos recomendar com confiança especificamente para a saúde dentária.

"A maioria das doenças começa no trato digestivo quando as bactérias "boas" já não conseguem controlar as bactérias "más".

\-   Eli Metchnikoff (laureado com o Prémio Nobel e pai dos probióticos)

REFERÊNCIA

1. Stamatova I, Meurman JH. Probióticos: benefícios para a saúde na boca. *Am. J. Dent.* 01 Dez 2009;22(6):329-33.

2. Bonifait L, Chandad F, Grenier D. Probióticos para a saúde oral: mito ou realidade? *J Can Dent Assoc.*2009 Oct 1;75(8) 585-90.

3. Meurman JH. Probiotics: do they have a role in oral medicine and dentistry? *Eur. J. Oral Sci.* 2005 Jun 27;113(3):188-96.

4. Jain P, Sharma P. Probiotics and their efficacy in improving oral health: a review. *J. Appl. Pharm. Sci.* 2012 Nov 30;2(11):151-63.

5. Hasslöf P, Stecksén-Blicks C. Probiotic bacteria and dental caries. *O Impacto da Nutrição e da Dieta na Saúde Oral.* 2020;28:99-107.

6. Näse L, Hatakka K, Savilahti E, Saxelin M, Pönkä A, Poussa T, *et al.* Effect of long-term consumption of a probiotic bacterium, Lactobacillus rhamnosus GG, in milk on dental caries and caries risk in children. *Caries Res.* 2001 Dec 14;35(6):412-20.

7. Ausenda F, Barbera E, Cotti E, Romeo E, Natto ZS, Valente NA. Efeitos clínicos, microbiológicos e imunológicos a curto, médio e longo prazo de diferentes estirpes de probióticos como adjuvante da terapia periodontal não cirúrgica em pacientes com periodontite. Revisão sistemática com meta-análise. *Jpn. Dent. Sci. Rev.* 2023 Dez 1;59:62-103.

8. Ahola AJ, Yli-Knuuttila H, Suomalainen T, Poussa T, Ahlström A, Meurman JH, *et al.* Short-term consumption of probiotic-containing cheese and its effect on dental caries risk factors. *Arch. Oral Biol.* 2002 Nov 1;47(11):799-804.

9. Comelli EM, Guggenheim B, Stingele F, Neeser JR. Seleção de estirpes de bactérias lácteas como probióticos para a saúde oral. *Eur. J. Oral Sci.*2002 Jun;110(3):218-24.

10. Byun R, Nadkarni MA, Chhour KL, Martin FE, Jacques NA, Hunter N. Quantitative analysis of diverse Lactobacillus species present in advanced dental caries. *J. Clin. Microbiol.* 2004 Jul;42(7):3128-36.

11. Montalto M, Vastola M, Marigo L, Covino M, Graziosetto R, Curigliano V, *et al.* Probiotic treatment increases salivary counts of lactobacilli: a double-blind, randomized, controlled study. *Digestion.* 2004 Jul 1;69(1):53-6.

12. Nikawa H, Makihira S, Fukushima H, Nishimura H, Ozaki Y, Ishida K, *et al.* Lactobacillus reuteri em leite bovino fermentado diminui o transporte oral de estreptococos mutans. *Int. J. Food Microbiol.* 2004 Sep 1;95(2):219-23.

13. Hatakka K, Ahola AJ, Yli-Knuuttila H, Richardson M, Poussa T, Meurman JH, *et al.* Probiotics reduce the prevalence of oral Candida in the elderly-a randomized controlled trial. *J. Dent. Res.* 2007 Feb;86(2):125-30.

14. Petti S, Tarsitani G, D'arca AS. Antibacterial activity of yoghurt against viridans streptococci in vitro. *Arch. Oral Biol.* 2008 Oct 1;53(10):985-90.

15. Zahradnik RT, Magnusson I, Walker C, McDonell E, Hillman CH, Hillman JD. Preliminary assessment of safety and effectiveness in humans of ProBiora3™, a probiotic mouthwash. *J. Appl. Microbiol.* 2009 Aug 1;107(2):682-90.

16. Pham LC, van Spanning RJ, Röling WF, Prosperi AC, Terefework Z, Ten Cate JM, *et al.* Effects of probiotic Lactobacillus salivarius W24 on the compositional stability of oral microbial communities. *Arch. Oral Biol.* 2009 Feb 1;54(2):132-7.

17. Cildir SK, Germec D, Sandalli N, Ozdemir FI, Arun T, Twetman S, *et al.* Reduction of salivary mutans streptococci in orthodontic patients during daily consumption of yoghurt containing probiotic bacteria. *Eur. J. Orthod.* 2009 Aug 1;31(4):407-11.

18. Teanpaisan R, Piwat S, Dahlén G. Inhibitory effect of oral Lactobacillus against oral pathogens. *LAM.* 2011 Oct 1;53(4):452-9.

19. Tejero-Sariñena S, Barlow J, Costabile A, Gibson GR, Rowland I. Avaliação in vitro da atividade antimicrobiana de uma gama de probióticos contra agentes patogénicos: provas dos efeitos dos ácidos orgânicos. *Anaerobe*. 2012 Oct 1;18(5):530-8.

20. Burton JP, Drummond BK, Chilcott CN, Tagg JR, Thomson WM, Hale JD, *et al*. Influence of the probiotic Streptococcus salivarius strain M18 on indices of dental health in children: a randomized double-blind, placebo-controlled trial. *J. Med. Microbiol.* 2013 Jun 1;62(6):875-84.

21. Romani Vestman N, Hasslöf P, Keller MK, Granström E, Roos S, Twetman S, Stecksén-Blicks C. Lactobacillus reuteri influencia o recrescimento de estreptococos mutans após a desinfeção total da boca: um ensaio controlado aleatório em dupla ocultação. *Caries Res*. 2013 Aug 1;47(4):338-45.

22. Hedayati-Hajikand T, Lundberg U, Eldh C, Twetman S. Effect of probiotic chewing tablets on early childhood caries - a randomized controlled trial. *BMC Oral Health*. 2015 Dec;15:1-5.

23. Kour S, Verma VK, Sachan A, Singh K, Arora A, Kaur G. Papel dos probióticos na ortodontia. *Rama Univ J Dent Sci*. 2015;2(3):26-31.

24. Rodríguez G, Ruiz B, Faleiros S, Vistoso A, Marró ML, Sánchez J, *et al*. Probiotic compared with standard milk for high-caries children: a cluster randomized trial. *J. Dent. Res*. 2016 Apr;95(4):402-7.

25. Kojima Y, Ohshima T, Seneviratne CJ, Maeda N. Combining prebiotics and probiotics to develop novel synbiotics that suppress oral pathogens. *J. Oral Biosci.* 2016 Feb 1;58(1):27-32.

26. Song YG, Lee SH. Inhibitory effects of Lactobacillus rhamnosus and Lactobacillus casei on Candida biofilm of denture surface. *Arch. Oral Biol.* 2017 Abr 1;76:1-6.

27. Rungsri P, Akkarachaneeyakorn N, Wongsuwanlert M, Piwat S, Nantarakchaikul P, Teanpaisan R. Effect of fermented milk containing

Lactobacillus rhamnosus SD11 on oral microbiota of healthy volunteers: Um ensaio clínico aleatório. *J Dairy Science*. 2017 Oct 1;100(10):7780-7.

28. Duarte C, Al-Yagoob A, Al-Ani A. Eficácia dos probióticos utilizados como auxiliares do tratamento periodontal: Um estudo piloto. *Saudi Dent. J.*2019 Jan;31(1):143.

29. Alanzi A, Honkala S, Honkala E, Varghese A, Tolvanen M, Söderling E. Effect of Lactobacillus rhamnosus and Bifidobacterium lactis on gingival health, dental plaque, and periodontopathogens in adolescents: a randomised placebo-controlled clinical trial. *Benef. Microbes*. 2018 Jun 15;9(4):593-602.

30. Alp S, Baka ZM. Efeitos dos probióticos nos níveis salivares de Streptecoccus mutans e Lactobacillus em pacientes ortodônticos. *Am. J. Orthod. Dentofac. Orthop.* 2018 Oct 1;154(4):517-23.

31. Zare Javid A, Amerian E, Basir L, Ekrami A, Haghighizadeh MH, Maghsoumi-Norouzabad L. Effects of the consumption of probiotic yogurt containing bifidobacterium lactis Bb12 on the levels of streptococcus mutans and lactobacilli in saliva of students with initial stages of dental caries: A double-blind randomized controlled trial. *Caries Res*. 2020 Jan 29;54(1):68-74.

32. Rossoni RD, de Barros PP, de Alvarenga JA, Ribeiro FD, Velloso MD, Fuchs BB, *et al.* Antifungal activity of clinical Lactobacillus strains against Candida albicans biofilms: identification of potential probiotic candidates to prevent oral candidiasis. *Biofouling*. 2018 Feb 7;34(2):212-25.

33. Saha S, Tomaro-Duchesneau C, Tabrizian M, Prakash S. Probiotics as oral health biotherapeutics. *Expert Opin. Biol. Ther.* 2012 Sep 1;12(9):1207-20.

34. Fijan S, Frauwallner A, Varga L, Langerholc T, Rogelj I, Lorber M, *et al.* Health professionals' knowledge of probiotics: an international survey. *Int. J. Environ. Res. Public Health*. 2019 Sep;16(17):3128.

35. Jiang C, Wang H, Xia C, Dong Q, Chen E, Qiu Y, *et al.* A randomized, double-blind, placebo-controlled trial of probiotics to reduce the severity of oral mucositis

induced by chemoradiotherapy for patients with nasopharyngeal carcinoma. *Cancer*. 2019 Apr 1;125(7):1081-90.

36. Ganguly S, Sabikhi L, Singh AK. Effect of whey-pearl millet-barley based probiotic beverage on Shigellainduced pathogenicity in murine model. *J. Funct. Foods.*2019 Mar 1;54:498-505.

37. Pahumunto N, Sophatha B, Piwat S, Teanpaisan R. Aumento da IgA salivar e redução do Streptococcus mutans pelo probiótico Lactobacillus paracasei SD1: Um estudo duplamente cego, aleatório e controlado. *J. Dent. Sci.*2019 Jun 1;14(2):178-84.

38. Moraes RM, Lescura CM, Milhan NV, Ribeiro JL, Silva FA, Anbinder AL. Lactobacillus reuteri vivo e morto pelo calor reduzem a perda óssea alveolar na periodontite induzida em ratos. *Arch. Oral Biol.* 2020 Nov 1;119:104894.

39. Ferrer MD, López-López A, Nicolescu T, Perez-Vilaplana S, Boix-Amorós A, Dzidic M, Garcia S, Artacho A, Llena C, Mira A. A aplicação tópica do probiótico Streptococcus dentisani melhora os parâmetros clínicos e microbiológicos associados à saúde oral. *Front. cell. infect. microbiol.*2020 Aug 31;10:465.

40. Badri SM, Felemban EH, Alnajjar GK, Alotaibi FM, Aljahdali ST, Maher YA, *et al.* Effectiveness of probiotic lozenges and Chlorhexidine mouthwash on plaque index, salivary pH, and Streptococcus mutans count among school children in Makkah, Saudi Arabia. *Saudi Dent. J.*2021 Nov 1;33(7):635-41.

41. Sahal S. Effect of Probiotics on Caries-related Variables (Efeito dos probióticos nas variáveis relacionadas com a cárie).

42. Lee DS, Kim M, Nam SH, Kang MS, Lee SA. Effects of oral probiotics on subjective halitosis, oral health, and psychosocial health of college students: a randomized, double-blind, placebo-controlled study. *Int. J. Environ. Res. Saúde Pública.*2021 Fev;18(3):1143.

43. Agossa K, Dubar M, Lemaire G, Blaizot A, Catteau C, Bocquet E, *et al.* Effect of Lactobacillus reuteri on gingival inflammation and composition of the oral

microbiota in patients undergoing treatment with fixed orthodontic appliances: study protocol of a randomized control trial. *Pathogens*. 2022 Jan 18;11(2):112.

44. Lin CW, Chen YT, Ho HH, Hsieh PS, Kuo YW, Lin JH, *et al*. Lozenges with probiotic strains enhance oral immune response and health. *Oral Dis*. 2022 Sep;28(6):1723-32.

45. Soheilifar S, Khodadadi H, Naghdi N, Farhadian M. Does a diluted chlorhexidine-based orthodontic mouthwash cause less discoloration compared to chlorhexidine mouthwash in fixed orthodontic patients? Um estudo randomizado e controlado. *Int Orthod*. 2021 Sep 1;19(3):406-14.

46. Choi Y, Park E, Kim S, Ha J, Oh H, Kim Y, Lee Y, *et al*. Leite fermentado com Lactobacillus curvatus SMFM2016-NK alivia a inflamação periodontal e intestinal e altera a microbiota oral e intestinal. *J. Dairy Sci*. 2021 1 de maio;104(5):5197-207.

47. Vale GC, Mayer MP. Effect of probiotic Lactobacillus rhamnosus by-products on gingival epithelial cells challenged with Porphyromonas gingivalis. *Arch. Oral Biol*. 2021 Aug 1;128:105174.

48. Hasslöf P, Granqvist L, Stecksén-Blicks C, Twetman S. Prevention of Recurrent Childhood Caries with Probiotic Supplements: A Randomized Controlled Trial with a 12-Month Follow-Up. *Probiotics Antimicrob*. Proteins. 2022 Apr;14(2):384-90.

49. Ye J, Liang W, Wu L, Guo R, Wu W, Yang D, *et al*. Efeito antimicrobiano de nanocomplexos revestidos com a membrana externa de Streptococcus salivarius contra Candida albicans e candidíase oral. *Mater. Des*. 2023 Sep 1;233:112177.

50. Widyarman AS, Halim LA, Irma HA, Richi M, Rizal MI. The potential of reuterin derived from Indonesian strain of Lactobacillus reuteri against endodontic pathogen biofilms in vitro and ex vivo. *Saudi Dent. J*. 2023 Feb 1;35(2):154-64.

51. Zommiti M, Feuilloley MG, Connil N. Update of probiotics in human world: a nonstop source of benefactions till the end of time. *Microorganismos*. 2020 Nov 30;8(12):1907.

52. Faujdar SS, Mehrishi P, Bishnoi S, Sharma A. Papel dos probióticos na saúde e na doença humana: uma atualização. *Int J Curr Microbiol Appl Sci.* 2016;5(3):328-44.

53. Gasbarrini G, Bonvicini F, Gramenzi A. Probiotics history. *J. Clin. Gastroenterol.* 2016 Nov 1;50:S116-9.

54. Meurman JH, Stamatova IV. Probióticos: evidência das implicações para a saúde oral. *Folia medica.* 2018;60(1):21-9.

55. Hume ME. Perspetiva histórica: prebióticos, probióticos e outras alternativas aos antibióticos. *Poult. Sci. J.* 2011 Nov 1;90(11):2663-9.

56. Alok A, Singh ID, Singh S, Kishore M, Jha PC, Iqubal MA. Probiotics: A new era of biotherapy. *Adv. Biomed. Res.* 2017;6.

57. Venugopalan V, Shriner KA, Wong-Beringer A. Regulatory oversight and safety of probiotic use. *Emerg. Infect. Dis.* 2010 Nov;16(11):1661.

58. McLeod A, Fagerlund A, Rud I, Axelsson L. Large plasmid complement resolved: complete genome sequencing of Lactobacillus plantarum MF1298, a candidate probiotic strain associated with unfavorable effect. *Microorganismos.* 2019 Aug 14;7(8):262.

59. Beena Divya J, Kulangara Varsha K, Madhavan Nampoothiri K, Ismail B, Pandey A. Probiotic fermented foods for health benefits. *Eng. Life Sci.*2012 Aug;12(4):377-90.

60. Syiemlieh I, Morya S. Dairy and non-dairy based probiotics: A review. *Pharma Innov J.* 2022;11:2956-64.

61. Abbas Z, Jafri W. Yoghurt (dahi): a probiotic and therapeutic view. *J Pak Med Assoc.* 1992;42(9):221.

62. Abd El-Salam MH, Hippen AR, Assem FM, EL-SHAFEI KA, Tawfik NF, El-Aassar M. Preparação e propriedades de queijo probiótico com elevado teor de ácido linoleico conjugado. *Int. J. Dairy Technol.* 2011 Feb;64(1):64-74.

63. Green Corkins K, Shurley T. What's in the bottle? A review of infant formulas. *Nutr. Clin. Pract.*2016 Dec;31(6):723-9.

64. Swain MR, Anandharaj M, Ray RC, Rani RP. Fermented fruits and vegetables of Asia: a potential source of probiotics. *Biotechnol. Res. Int.* 2014;2014.

65. Khalighi A, Behdani R, Kouhestani S. Probiotics: a comprehensive review of their classification, mode of action and role in human nutrition. *Probiotics and prebiotics in human nutrition and health (Probióticos e prebióticos na nutrição e saúde humanas).* 2016 Jul 13;10:63646.

66. Nadelman P, Magno MB, da Cruz MF, da Cruz AG, Pithon MM, Fonseca-Gonçalves A, *et al.* O efeito dos probióticos na saúde oral. *Cuidados orais naturais na terapia dentária.* 2020 Jan 30:171-95.

67. Bermudez-Brito M, Plaza-Díaz J, Muñoz-Quezada S, Gómez-Llorente C, Gil A. Probiotic mechanisms of action. *Ann. Nutr. Metab.* 2012 Oct 2;61(2):160-74.

68. Azad MA, Sarker M, Wan D. Efeitos imunomoduladores dos probióticos nos perfis de citocinas. *Biomed Res. Int.*2018 23 de outubro; 2018.

69. Saïz P, Taveira N, Alves R. Probiotics in oral health and disease: Uma revisão sistemática. *Appl. Sci.* 2021 Aug 31;11(17):8070.

70. Chalas R, Janczarek M, Bachanek T, Mazur E, Cieszko-Buk M, Szymanska J. Characteristics of oral probiotics-a review. *Curr. Issues Pharm. Med. Sci.* 2016 Apr 1;29(1):8-10.

71. Doron S, Gorbach SL. Probiotics: their role in the treatment and prevention of disease. *Expert Rev. Anti-infect. Ther.*2006 Apr 1;4(2):261-75.

72. Bafna HP, Ajithkrishnan CG, Kalantharakath T, Singh RP, Kalyan P, Vathar JB, *et al.* Efeito do consumo a curto prazo de iogurte probiótico amul contendo

Lactobacillus acidophilus La5 e Bifidobacterium lactis Bb12 na contagem de Streptococcus mutans salivar em indivíduos com alto risco de cárie. *Int J Appl Basic Med Res*. 2018 Apr;8(2):111.

73. Meng L, Zhu X, Tuo Y, Zhang H, Li Y, Xu C, *et al.* Redução da antigenicidade da β-lactoglobulina, propriedades probióticas e avaliação da segurança de Lactobacillus plantarum AHQ-14 e Lactobacillus bulgaricus BD0390. *Food Biosci.* 2021 Ago 1;42:101137.

74. Ahire JJ, Sahoo S, Kashikar MS, Heerekar A, Lakshmi SG, Madempudi RS. In vitro assessment of Lactobacillus crispatus UBLCp01, Lactobacillus gasseri UBLG36, and Lactobacillus johnsonii UBLJ01 as a potential vaginal probiotic candidate. *Probióticos Antimicrob*. Proteins. 2023 Abr;15(2):275-86.

75. Hasslöf P. *Probiotic Lactobacilli in the context of dental caries as a biofilm-mediated disease* (Doctoral dissertation, Umeå universitet).

76. Yuan F, Ni H, Asche CV, Kim M, Walayat S, Ren J. Efficacy of Bifidobacterium infantis 35624 in patients with irritable bowel syndrome: a meta-analysis. *Curr. Med. Res. Opin.* 2017 Jul 3;33(7):1191-7.

77. Bordoni A, Amaretti A, Leonardi A, Boschetti E, Danesi F, Matteuzzi D,*et al.* Cholesterol-lowering probiotics: in vitro selection and in vivo testing of bifidobacteria. *Appl. Microbiol. Biotechnol.* 2013 Sep;97:8273-81.

78. Baccouri O, Boukerb AM, Farhat LB, Zébré A, Zimmermann K, Domann E, *et al*. Potencial probiótico e avaliação da segurança de Enterococcus faecalis OB14 e OB15, isolados do queijo tradicional tunisino testouri e rigouta, utilizando análises fisiológicas e genómicas. *Front. microbiol.* 2019 Apr 24;10:881.

79. Cui Y, Märtlbauer E, Dietrich R, Luo H, Ding S, Zhu K. Multifaceted toxin profile, an approach towards a better understanding of probiotic Bacillus cereus. *Crit. Rev. Toxicol.* 2019 Apr 21;49(4):342-56.

80. Kanai T, Mikami Y, Hayashi A. A breakthrough in probiotics: Clostridium butyricum regula a homeostase intestinal e a resposta anti-inflamatória na doença inflamatória intestinal. *J. Gastroenterol.*2015 Sep;50:928-39.

81. Khemariya P, Singh S, Nath G, Gulati AK. Probiotic Lactococcus lactis: A review. *Turkish JAF Sci. Tech.* 2017 Jul 12;5(6):556-62.

82. Ibrahim MK, Effat BA, Tawfik NF, Mehanna NS, Soliman NR. Avaliação do potencial probiótico de propionibactérias lácteas. *J. innov. pharm. biol. sci.* 2017;4(3):34-42.

83. Kaur M, Kour S, Kaur P, Kaur V. Probiotics: Being healthy in a natural way. *Jornal de Investigação Avançada em Ciências Médicas e Dentárias.* 2017 Feb 1;5(2):143.

84. Aleta A, Hrvat F, Džuho A. Probiotics review and future aspects. *Int J Innov Sci Res Technol.* 2020;5(5):270-4.

85. Reid G, Charbonneau D, Erb J, Poehner R, Gonzalez S, Gardiner G, *et al.*Ability of Lactobacillus GR-1 and RC-14 to stimulate host defences and reduce gut translocation and infectivity of Salmonella typhimurium. *Prev. Nutr. Food Sci.* 2002;7(2):168-73.

86. Pochapin M. The effect of probiotics on Clostridium difficile diarrhea. *Am. J. Gastroenterol.* 2000 Jan 1;95(1):S11-3.

87. Lewis SJ, Potts LF, Barry RE. The lack of therapeutic effect of Saccharomyces boulardii in the prevention of antibiotic-related diarrhoea in elderly patients. *J. Infect.* 1998 Mar 1;36(2):171-4.

88. Mack DR, Michail S, Wei S, McDougall L, Hollingsworth MA. Probiotics inhibit enteropathogenic E. coli adherence in vitro by inducing intestinal mucin gene expression. Am. J. Physiol. - Gastrointest. Liver Physiol.1999 Apr 1;276(4):G941-50.

89. Mohan R, Koebnick C, Schildt J, Schmidt S, Mueller M, Possner M, *et al.*Effects of Bifidobacterium lactis Bb12 supplementation on intestinal microbiota of preterm infants: a double-blind, placebo-controlled, randomized study. *J. Clin. Microbiol.* 2006 Nov;44(11):4025-31.

90. Gill HS, Rutherfurd KJ, Prasad J, Gopal PK. Enhancement of natural and acquired immunity by Lactobacillus rhamnosus (HN001), Lactobacillus acidophilus (HN017) and Bifidobacterium lactis (HN019). *Br. J. Nutr.* 2000 Feb;83(2):167-76.

91. Sichetti M, De Marco S, Pagiotti R, Traina G, Pietrella D. Anti-inflammatory effect of multistrain probiotic formulation (L. rhamnosus, B. lactis, and B. longum). *Nutrition.* 2018 Sep 1;53:95-102.

92. Lee YK, Menezes JS, Umesaki Y, Mazmanian SK. As respostas das células T pró-inflamatórias à microbiota intestinal promovem a encefalomielite autoimune experimental. *Proc Natl Acad Sci U S A.*2011 Mar 15;108(supplement_1):4615-22.

93. Dev S, Mizuguchi H, Das AK, Matsushita C, Maeyama K, Umehara H, *et al.* Supressão da sinalização da histamina pelo probiótico Lac-B: um possível mecanismo do seu efeito anti-alérgico. *J. Pharmacol. Sci.* 2008 Jan 1;107(2):159-66.

94. Jain S, Yadav H, Sinha PR, Kapila S, Naito Y, Marotta F. Anti-allergic effects of probiotic Dahi through modulation of the gut immune system. *Turk J Gastroenterol.* 2010 Sep 1;21(3):244-50.

95. Rose MA, Stieglitz F, Köksal A, Schubert R, Schulze J, Zielen S. Efficacy of probiotic Lactobacillus GG on allergic sensitization and asthma in infants at risk. *Clin. Exp. Allergy.* 2010 Sep;40(9):1398-405.

96. Miraglia Del Giudice M, Maiello N, Decimo F, Fusco N, D'Agostino B, Sullo N, C. Airways allergic inflammation and L. reuterii treatment in asthmatic children. *J. Biol. Regul. Homeost. Agents.* 2012 Jan 1;26(1 Suppl):S35-40.

97. Lin RJ, Qiu LH, Guan RZ, Hu SJ, Liu YY, Wang GJ. Efeito protetor dos probióticos no tratamento do eczema infantil. *Exp. Med.* 2015 May 1;9(5):1593-6.

98. Gore C, Custovic A, Tannock GW, Munro K, Kerry G, Johnson K, Peterson C, Morris J, Chaloner C, Murray CS, Woodcock A. Treatment and secondary prevention effects of the probiotics L actobacillus paracasei or B ifidobacterium lactis on early infant eczema: randomized controlled trial with follow-up until age 3 years. *Clin. Exp. Allergy.* 2012 Jan;42(1):112-22.

99. Tonucci LB, Dos Santos KM, de Oliveira LL, Ribeiro SM, Martino HS. Aplicação clínica de probióticos no diabetes mellitus tipo 2: A randomized, double-blind, placebo-controlled study. *Clin. Nutri.* 2017 Feb 1;36(1):85-92.

100. Ejtahed HS, Mohtadi-Nia J, Homayouni-Rad A, Niafar M, Asghari-Jafarabadi M, Mofid V. Probiotic yogurt improves antioxidant status in type 2 diabetic patients. *Nutrition.* 2012 May 1;28(5):539-43.

101. Hadi A, Moradi S, Ghavami A, Khalesi S, Kafeshani M. Effect of probiotics and synbiotics on selected anthropometric and biochemical measures in women with polycystic ovary syndrome: a systematic review and meta-analysis. *Eur. J. Clin. Nutr.* 2020 Abr;74(4):543-7.

102. Chung HJ, Yu JG, Lee IA, Liu MJ, Shen YF, Sharma SP, *et al.* Intestinal removal of free fatty acids from hosts by Lactobacilli for the treatment of obesity. *FEBS Open Bio.* 2016 Jan;6(1):64-76.

103. Hariri M, Salehi R, Feizi A, Mirlohi M, Kamali S, Ghiasvand R. The effect of probiotic soy milk and soy milk on anthropometric measures and blood pressure in patients with type II diabetes mellitus: Um ensaio clínico aleatório em dupla ocultação. *ARYA atherosclerosis.* 2015 Feb;11(Suppl 1):74.

104. Armas LA, Recker RR. Pathophysiology of osteoporosis: new mechanistic insights. *J. Clin. Endocr.* 2012 Sep 1;41(3):475-86.

105. Nilsson AG, Sundh D, Bäckhed F, Lorentzon M. Lactobacillus reuteri reduces bone loss in older women with low bone mineral density: a randomized, placebo-controlled, double-blind, clinical trial. *J. Intern. Med.* 2018 Sep;284(3):307-17.

106. Lei M, Hua LM, Wang DW. The effect of probiotic treatment on elderly patients with distal radius fracture: a prospective double-blind, placebo-controlled randomised clinical trial. *Benef. Microbes.* 2016 Nov 30;7(5):631-7.

107. Prabhu P, Srinivas R, Srinivasa TS. Probiotics for Prevention. *J. Contemp. Dent.* 2012;3(1).

108. Bjarnason I, Sission G, Hayee BH. A randomised, double-blind, placebo-controlled trial of a multi-strain probiotic in patients with asymptomatic ulcerative colitis and Crohn's disease. *Inflammopharmacology.* 2019 Jun 1;27:465-73.

109. Alard J, Peucelle V, Boutillier D, Breton J, Kuylle S, Pot B, *et al.* New probiotic strains for inflammatory bowel disease management identified by combining in vitro and in vivo approaches. *Benef. Microbes.* 2018 Feb 27;9(2):317-31.

110. Zaharuddin L, Mokhtar NM, Muhammad Nawawi KN, Raja Ali RA. A randomized double-blind placebo-controlled trial of probiotics in post-surgical colorectal cancer. *BMC gastroenterologia.* 2019 Dec;19(1):1-8.

111. Singh K, Kallali B, Kumar A, Thaker V. Probiotics: A review. *Asian Pac. J. Trop. Biomed.* 2011 Oct 1;1(2):S287-90.

112. Kiessling G, Schneider J, Jahreis G. Long-term consumption of fermented dairy products over 6 months increases HDL cholesterol. *Eur. J. Clin. Nutr.* 2002 Sep;56(9):843-9.

113. Amorim FG, Coitinho LB, Dias AT, Friques AG, Monteiro BL, de Rezende LC, *et al.* Identificação de novos peptídeos bioativos do leite de Kefir através da proteopeptidómica: Bioprospecção de moléculas anti-hipertensivas. *Química de alimentos.* 2019 Jun 1;282:109-19.

114. Ballini A, Santacroce L, Cantore S, Bottalico L, Dipalma G, De Vito D, *et al.* Probiotics improve urogenital health in women. *Acesso aberto Maced. J. Med. Sci.*2018 Oct 10;6(10):1845.

115. Toh SL, Lee BB, Ryan S, Simpson JM, Clezy K, Bossa L, *et al.*Probióticos [LGG-BB12 ou RC14-GR1] versus placebo como profilaxia da infeção do trato urinário em pessoas com lesão da espinal medula [ProSCIUTTU]: um ensaio aleatório controlado. *Spinal Cord.* 2019 Jul;57(7):550-61.

116. Dhiman RK, Rana B, Agrawal S, Garg A, Chopra M, Thumburu KK, *et al.* Probiotic VSL# 3 reduces liver disease severity and hospitalization in patients with cirrhosis: a randomized, controlled trial. *Gastroenterology.* 2014 Dec 1;147(6):1327-37.

117. Roussel E, Brasse-Lagnel C, Tuech JJ, Montialoux H, Papet E, Tortajada P *et al.*Influence of Probiotics Administration Before Liver Resection in Patients with Liver Disease: A Randomized Controlled Trial. *World J.Surg.* 2022 Mar;46(3):656-65.

118. Borges NA, Carmo FL, Stockler-Pinto MB, De Brito JS, Dolenga CJ, Ferreira DC, *et al.* Suplementação com probióticos na doença renal crónica: um estudo duplamente cego, aleatório e controlado por placebo. *J. Ren Nutr.* 2018 Jan 1;28(1):28-36.

119. De Mauri A, Carrera D, Bagnati M, Rolla R, Vidali M, Chiarinotti D, *et al.* Probiotics-supplemented low-protein diet for microbiota modulation in patients with advanced chronic kidney disease (ProLowCKD): Resultados de um ensaio aleatório controlado por placebo. *Nutrientes.* 2022 Apr 14;14(8):1637.

120. Ivey KL, Hodgson JM, Kerr DA, Thompson PL, Stojceski B, Prince RL. The effect of yoghurt and its probiotics on blood pressure and serum lipid profile; a randomised controlled trial. *Nutr Metab Cardiovasc Dis.*2015 Jan 1;25(1):46-51.

121. Razmpoosh E, Javadi A, Ejtahed HS, Mirmiran P, Javadi M, Yousefinejad A. The effect of probiotic supplementation on glycemic control and lipid profile in

patients with type 2 diabetes: Um ensaio aleatório controlado por placebo. Diabetes & Metabolic Syndrome: *Clin. Res. Rev.* 2019 Jan 1;13(1):175-82.

122. d'Ettorre G, Ceccarelli G, Giustini N, Serafino S, Calantone N, De Girolamo G, *et al.* Probiotics reduce inflammation in antiretroviral treated, HIV-infected individuals: results of the "Probio-HIV" clinical trial. *PloS one.* 2015 Sep 16;10(9):e0137200.

123. da Silveira EA, Falco MO, Nery MW, Turchi MD. Eficácia do tratamento nutricional e do uso de sinbióticos na redução dos sintomas gastrointestinais em pacientes infectados pelo HIV: Ensaio clínico randomizado. *Clin. Nutr.* 2017 Jun 1;36(3):680-5.

124. Angurana SK, Bansal A. Probióticos e doença de Coronavírus 2019: pense no link. *Br. J Nutr.* 2021 Nov;126(10):1564-70.

125. de Araújo Morais AH, de Souza Aquino J, da Silva-Maia JK, de Lima Vale SH, Maciel BL, Passos TS. Estado nutricional, dieta e infecções respiratórias virais: perspectivas para a síndrome respiratória aguda grave coronavírus 2. *Br. J Nutr.* 2021 Apr;125(8):851-62.

126. Tandon V, Arora V, Yadav V, Singh V, Punia H, Agrawal S, *et al.* Conceito de probióticos em medicina dentária. *Int J Dent Med Res.* 2015;1(6):206-9.

127. Fernández AF, Domingo TA, Oltra DP, Diago MP. Tratamento probiótico na cavidade oral: uma atualização. *Medicina oral, patología oral y cirugía bucal. Ed. inglesa.* 2010;15(5):2.

128. Jeong D, Kim DH, Song KY, Seo KH. Actividades antimicrobianas e anti-biofilme de Lactobacillus kefiranofaciens DD2 contra agentes patogénicos orais. *J Oral Microbiol.* 2018 Jan 1;10(1):1472985.

129. Piqué N, Berlanga M, Miñana-Galbis D. Health benefits of heat-killed (Tyndallized) probiotics: an overview. *Int. J. Mol.Sci.* 2019 May 23;20(10):2534.

130. López-López A, Camelo-Castillo A, Ferrer MD, Simon-Soro Á, Mira A. Health-associated niche inhabitants as oral probiotics: the case of Streptococcus dentisani. *Front. microbiol.* 2017 Mar 10;8:379.

131. Konde S, Raj S, Beena JP, Chinnappa A, Konde H. Probiotics for future caries control: Um estudo clínico de curto prazo [Internet]. Vol. 24. *Indian J. Dent. Res.* 2013:547.

132. Agarwal G, Ingle NA, Kaur N, Yadav P, Ingle E, Charania Z. Probiotics and oral health: a review. *J.Int.Oral Health.* 2015 Oct 1;7(10):133.

133. Slaney JM, Gallagher A, Aduse-Opoku J, Pell K, Curtis MA. Mechanisms of resistance of Porphyromonas gingivalis to killing by serum complement. *Infect. Immun.* 2006 Sep;74(9):5352-61.

134. Howell TH, Fiorellini JP, Blackburn P, Projan SJ, De la Harpe J, Williams RC. The effect of a mouthrinse based on nisin, a bacteriocin, on developing plaque and gingivitis in beagle dogs. *J. Clin. Periodontol.* 1993 May;20(5):335-9.

135. Riccia DD, Bizzini F, Perilli MG, Polimeni A, Trinchieri V, Amicosante G, *et al.*Anti-inflammatory effects of Lactobacillus brevis (CD2) on periodontal disease. *Oral Dis.* 2007 Jul;13(4):376-85.

136. Khalaf H, Nakka SS, Sandén C, Svärd A, Hultenby K, Scherbak N,*et al.* Antibacterial effects of Lactobacillus and bacteriocin PLNC8 αβ on the periodontal pathogen Porphyromonas gingivalis. *BMC microbiology.* 2016 Dec;16(1):1-1.

137. Nadkerny PV, Ravishankar PL, Pramod V, Agarwal LA, Bhandari S. A comparative evaluation of the efficacy of probiotic and chlorhexidine mouthrinses on clinical inflammatory parameters of gingivitis: Um estudo clínico controlado e aleatório. *J. Indian Soc. Periodontol.* 2015 Nov;19(6):633.

138. Llambés F, Arias-Herrera S, Caffesse R. Relationship between diabetes and periodontal infection. *World J Diabetes.* 2015 Jul 7;6(7):927.

139. Matsubara VH, Bandara HM, Ishikawa KH, Mayer MP, Samaranayake LP. The role of probiotic bacteria in managing periodontal disease: a systematic review. *Expert Rev. Anti-infect. Ther.*2016 Jul 2;14(7):643-55.

140. Allaker RP, Stephen AS. Use of probiotics and oral health. *Curr. Oral Health Rep.* 2017 Dec;4:309-18.

141. Kuka GI, Gursoy H, Emekli-Alturfan E, Ustundag UV, Kuru B. Evaluation of nitric oxide levels in chronic periodontitis patients treated with initial periodontal therapy and probiotic food supplements: Um ensaio clínico controlado, aleatório e duplamente cego. *Biotechnol. Biotechnol. Equip.* 2019 Jan 1;33(1):974-9.

142. Porter SR, Scully C. Oral malodour (halitosis). *BMJ.* 2006 Sep 21;333(7569):632-5.

143. Soares LG, Carvalho E, Tinoco EM. Efeito clínico do Lactobacillus no tratamento da periodontite severa e halitose: Um ensaio clínico aleatório, duplamente cego e controlado por placebo. *Am. J. Dent.* 2019 Feb 1;32(1):9-13.

144. Iwamoto T, Suzuki N, Tanabe K, Takeshita T, Hirofuji T. Effects of probiotic Lactobacillus salivarius WB21 on halitosis and oral health: an open-label pilot trial. *Oral Surg Oral Med Oral Pathol Oral Radiol Endod.*2010 Aug 1;110(2):201-8.

145. Masdea L, Kulik EM, Hauser-Gerspach I, Ramseier AM, Filippi A, Waltimo T. Antimicrobial activity of Streptococcus salivarius K12 on bacteria involved in oral malodour. *Arch. Oral Biol.* 2012 Ago 1;57(8):1041-7.

146. Zupancic K, Kriksic V, Kovacevic I, Kovacevic D. Influence of oral probiotic Streptococcus salivarius K12 on ear and oral cavity health in humans: systematic review. *Probióticos Antimicrob. Proteins.*2017 Jun;9:102-10.

147. Sudhakaran S, Tom JJ, Shyam A, Mohan S, Ali S, Raj M. Effect of chlorhexidine and probiotics on halitosis. *J. Pharm. Bioallied Sci.* 2021 Jun;13(Suppl 1):S807.

148. Jose JE, Padmanabhan S, Chitharanjan AB. Systemic consumption of probiotic curd and use of probiotic toothpaste to reduce Streptococcus mutans in plaque around orthodontic brackets. *Am. J. Orthod. Dentofac. Orthop.*2013 Jul 1;144(1):67-72.

149. Ritthagol W, Saetang C, Teanpaisan R. Effect of probiotics containing Lactobacillus paracasei SD1 on salivary mutans streptococci and lactobacilli in orthodontic cleft patients: a double-blinded, randomized, placebo-controlled study. *Cleft Palate Craniofac J*. 2014 May;51(3):257-63.

150. Kohar NM, Emmanuel V, Astuti L. Comparação entre pastilhas probióticas e bebidas para a melhoria do estado periodontal de pacientes ortodônticos. *Dent J.* 2015 Sep 1;48:126-9.

151. Pinto GS, Cenci MS, Azevedo MS, Epifanio M, Jones MH. Efeito do iogurte contendo probiótico bifidobacteriumanimalis subsp. lactis DN-173010 na placa dentária e saliva em pacientes ortodônticos. *Caries Res.* 2014 Nov 6;48(1):63-8.

152. Gizani S, Petsi G, Twetman S, Caroni C, Makou M, Papagianoulis L. Effect of the probiotic bacterium Lactobacillus reuteri on white spot lesion development in orthodontic patients. *Eur. J. Orthod.* 2016 Feb 1;38(1):85-9.

153. Farah CS, Lynch N, McCullough MJ. Oral fungal infections: an update for the general practitioner (Infecções fúngicas orais: uma atualização para o clínico geral). *Aust. Dent. J.* 2010 Jun;55:48-54.

154. Sharma A, Srivastava S. Anti-Candida activity of spent culture filtrate of Lactobacillus plantarum strain LR/14. *J Mycol Med.* 2014 Jun 1;24(2):e25-34.

155. James KM, MacDonald KW, Chanyi RM, Cadieux PA, Burton JP. Inhibition of Candida albicans biofilm formation and modulation of gene expression by probiotic cells and supernatant. *J. Med. Microbiol.*2016 Abr 1;65(4):328-36.

156. Sookkhee S, Chulasiri M, Prachyabrued W. Lactic acid bacteria from healthy oral cavity of Thai volunteers: inhibition of oral pathogens. *J. Appl. Microbiol.* 2001 Feb 5;90(2):172-9.

157. Jørgensen MR, Kragelund C, Jensen PØ, Keller MK, Twetman S. O probiótico Lactobacillus reuteri tem efeitos antifúngicos em espécies orais de Candida in vitro. *J. Oral Microbiol.*2017 Jan 1;9(1):1274582.

158. Laleman I, Pauwels M, Quirynen M, Teughels W. A utilização de um probiótico de lactobacilos na terapia não cirúrgica da peri-implantite: Um estudo piloto randomizado. *Clin. Oral Implants Res.* 2020 Jan;31(1):84-92.

159. Lauritano D, Carinci F, Palmieri A, Cura F, Caruso S, Candotto V. Reuterinos® como adjuvante no tratamento peri-implantar: Um estudo piloto. *Int. J. Immunopathol. Pharmacol.*2019 Feb;33:2058738419827745.

160. Penala S, Kalakonda B, Pathakota KR, Jayakumar A, Koppolu P, Lakshmi BV, *et al.* Efficacy of local use of probiotics as an adjunct to scaling and root planing in chronic periodontitis and halitosis: Um ensaio aleatório controlado. *J Res Pharm Pract.* 2016 Apr;5(2):86.

161. Galofré M, Palao D, Vicario M, Nart J, Violant D. Avaliação clínica e microbiológica do efeito do Lactobacillus reuteri no tratamento da mucosite e da peri-implantite: Um ensaio clínico randomizado triplo-cego. *J. Periodontal Res.* 2018 Jun;53(3):378-90.

162. Hallström H, Lindgren S, Widén C, Renvert S, Twetman S. Probiotic supplements and debridement of peri-implant mucositis: a randomized controlled trial. *Ata Odontol. Scand.*2016 Jan 2;74(1):60-6.

163. Flichy-Fernández AJ, Ata-Ali J, Alegre-Domingo T, Candel-Martí E, Ata-Ali F, Palacio JR,*et al.* O efeito de comprimidos contendo probióticos Lactobacillus reuteri-administrados oralmente na mucosite peri-implantar: um ensaio controlado randomizado duplo-cego. *J. Periodontal Res.* 2015 Dec;50(6):775-85.

164. Ahmedbeyli DR, Seyidbekov OS, Dirikan Şİ, Mamedov FY, Ahmedbeyli RM. Eficácia da aplicação de probióticos no tratamento e prevenção da mucosite peri-implantar. *Acesso aberto.Altinbas.Edu.Tr.*2019;98(4):20-24.

165. Wälivaara DÅ, Sjögren I, Gerasimcik N, Yucel-Lindberg T, Twetman S, Abrahamsson P. Effects of Lactobacillus reuteri-containing lozenges on healing after surgical removal of mandibular third molars: a randomised controlled trial. *Benef. Microbes.* 2019 Jul 10;10(6):653-9.

166. Limaye SA, Haddad RI, Cilli F, Sonis ST, Colevas AD, Brennan MT, *et al.* Estudo de fase 1b, multicêntrico, simples cego, controlado por placebo, de escalonamento sequencial da dose para avaliar a segurança e a tolerabilidade do AG013 aplicado topicamente em indivíduos com cancro da cabeça e do pescoço localmente avançado a receber quimioterapia de indução. *Cancer.* 2013 Dec 15;119(24):4268-76.

167. Sharma A, Rath GK, Chaudhary SP, Thakar A, Mohanti BK, Bahadur S. Lactobacillus brevis CD2 lozenges reduce radiation-and chemotherapy-induced mucositis in patients with head and neck cancer: a randomized double-blind placebo-controlled study. *Eur. J. Cancer.* 2012 Apr 1;48(6):875-81.

168. Çaglar E, Kavaloglu Cildir S, Ergeneli S, Sandalli N, Twetman S. Níveis salivares de estreptococos mutans e lactobacilos após a ingestão da bactéria probiótica Lactobacillus reuteri ATCC 55730 por palhinhas ou comprimidos. *Ata Odontol. Scand.* 2006 Jan 1;64(5):314-8.

169. Wolf BW, Garleb KA, Ataya DG, Casas IA. Segurança e tolerância de Lactobacillus reuteri em indivíduos adultos saudáveis do sexo masculino. *Microb. Ecol.* 1995 Jan 1;8(2):41-50.

170. Yli-Knuuttila H, Snäll J, Kari K, Meurman JH. Colonization of Lactobacillus rhamnosus GG in the oral cavity (Colonização de Lactobacillus rhamnosus GG na cavidade oral). *J. Oral Microbiol.* 2006 Apr;21(2):129-31.

171. Haukioja A, Yli-Knuuttila H, Loimaranta V, Kari K, Ouwehand AC, Meurman JH, *et al.* Oral adhesion and survival of probiotic and other lactobacilli and bifidobacteria in vitro. *J. Oral Microbiol.* 2006 Oct;21(5):326-32.

172. Horz HP, Meinelt A, Houben B, Conrads G. Distribution and persistence of probiotic Streptococcus salivarius K12 in the human oral cavity as determined by real-time quantitative polymerase chain reaction. *J. Oral Microbiol.* 2007 Apr;22(2):126-30.

173. Das T, Sayan B, Datta S. Newer oral probiotics in children. *GSC Biol. Pharm. Sci.* 2023;22(3):024-7.

174. Gupta S, Marwah N. 'Use a Thorn to Draw Thorn'Replacement Therapy for Prevention of Dental Caries. *Int. J. Clin. Pediatr.* 2010 Sep;3(3):125.

175. Krüger C, Hu Y, Pan Q, Marcotte H, Hultberg A, Delwar D, *et al.* In situ delivery of passive immunity by lactobacilli producing single-chain antibodies. *Nat. Biotechnol.* 2002 Jul 1;20(7):702-6.

176. Haukioja A. Probiotics and oral health (Probióticos e saúde oral). *Eur. J. Dent.* 2010 Jul;4(03):348-55.

177. Marcotte H, Kõll-Klais P, Hultberg A, Zhao Y, Gmür R, Mändar R, *et al.*Expressão de anticorpo de cadeia única contra a protease RgpA de Porphyromonas gingivalis em Lactobacillus. *J. Appl. Microbiol.* 2006 Feb 1;100(2):256-63.

178. Seminario-Amez M, López-López J, Estrugo-Devesa A, Ayuso-Montero R, Jané-Salas E. Probiotics and oral health: A systematic review. *Med Oral Patol* Oral Cir Bucal .2017 maio;22(3):e282.

179. Jothika M, Vanajassun PP, Someshwar B. Effectiveness of probiotic, chlorhexidine and fluoride mouthwash against Streptococcus mutans-randomized, single-blind, in vivo study. *J Int Soc Prev Community Dent.* 2015 May;5(Suppl 1):S44.

180. Sarmento ÉG, Cesar DE, Martins ML, de Oliveira Góis EG, Martins EM, da Rocha Campos AN, *et al.* Efeito de bactérias probióticas na composição da saliva de crianças. *Int. Food Res. J.* 2019 Feb 1;116:1282-8.

181. Andersson H, Asp NG, Bruce Å, Roos S, Wadström T, Wold AE. Health effects of probiotics and prebiotics A literature review on human studies (Efeitos dos probióticos e prebióticos na saúde: uma revisão da literatura sobre estudos em seres humanos). Scand *J* Food Nutr. 2001 Dec 1;45(1):58-75.

182. Chugh P, Dutt R, Sharma A, Bhagat N, Dhar MS. A critical appraisal of the effects of probiotics on oral health (Uma avaliação crítica dos efeitos dos probióticos na saúde oral). *J. Funct. Foods.* 2020 Jul 1;70:103985.

183. Twetman S, Derawi B, Keller M, Ekstrand KI, Yucel-Lindberg T, Stecksen-Blicks C. Short-term effect of chewing gums containing probiotic Lactobacillus reuteri on the levels of inflammatory mediators in gingival crevicular fluid. *Ata Odontol. Scand.* 2009 Jan 1;67(1):19-24.

184. Yin Chuanjiang, Du Yangbiao. Um tipo de pasta de dentes probiótica. CN110772475A, 2020.Availablefrom:https://patents.google.com/patent/CN110772475A/en?oq =CN110772475A

185. Liao Yunqi, Xu Liang, Huang Chunhui, Chen Junxuan, Chen Qianhua, Zou Foshan. Um tipo de pasta de dentes probiótica branqueadora e seu método de preparação.CN110237024B, 2022. Disponível em:https://patents.google.com/patent/CN110237024B/en?oq=CN110237024B

186. Gonzales D. Composições mastigáveis com agentes probióticos. EP1287745A1, 2000.Availablefrom:https://patents.google.com/patent/EP1287745A1/en?oq= EP1287745A1

187. Edwards SJ. Pastilha aderente de sinbiótico dentário para a saúde oral e geral US20170232048A1,2017.Availablefrom:https://patents.google.com/patent/US 20170232048A1/en?oq=US20170232048A1

188. Hong Jing, Xia Xudong, Zhang Guodong, Chen Zhongke, Liu Can, Gao Yu. Um comprimido com revestimento entérico probiótico e seu método de preparação.CN110882281B, 2023.Disponível em: https://patents.google.com/patent/CN110882281B/en?oq=CN110882281B

189. Anhui, Xuluodan. Gotas probióticas e método de preparação. NZ773159A, 2021. Disponível em: https://patents.google.com/patent/NZ773159A/en?oq=NZ773159A

190. Hang Feng, Yan Liwen, Kong Qi, Cui Shumao, Chen Wei, Zhang Hao. Um método para preparar um pó probiótico composto. CN111000247B, 2023. Disponível em: https://patents.google.com/patent/CN111000247B/en?oq=CN111000247B

191. Keller MK, Twetman S. Acid production in dental plaque after exposure to probiotic bacteria (Produção de ácido na placa dentária após exposição a bactérias probióticas). *BMC Oral Health*. 2012 Dec;12(1):1-6.

192. Inchingolo F, Inchingolo AM, Malcangi G, De Leonardis N, Sardano R, Pezzolla C, *et al*. The Benefits of Probiotics on Oral Health: Systematic Review of the Literature. *Pharmaceuticals*. 2023 Sep 16;16(9):1313.

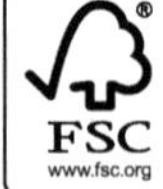